骨质疏松研究丛书

主编　范琳燕　黄宏兴

·科普篇·

“骨松君”如何吃

吃出“骨坚强”

SPM 南方出版传媒
广东科技出版社｜全国优秀出版社
·广州·

图书在版编目（CIP）数据

“骨松君”如何吃：吃出“骨坚强”/范琳燕，黄宏兴主编. —广州：广东科技出版社，2020.12

（骨质疏松研究丛书）

ISBN 978-7-5359-7601-7

Ⅰ.①骨… Ⅱ.①范…②黄… Ⅲ.①骨质疏松—基本知识 Ⅳ.①R681

中国版本图书馆CIP数据核字（2020）第224285号

“骨松君”如何吃——吃出“骨坚强”

“Gusongjun” Ruhechi — Chichu “Gujianqiang”

出 版 人：朱文清

责任编辑：黎青青　潘羽生

责任校对：廖婷婷

责任印制：彭海波

出版发行：广东科技出版社

（广州市环市东路水荫路11号　邮政编码：510075）

销售热线：020-37592148 / 37607413

http://www.gdstp.com.cn

E-mail：gdkjcbszhb@nfcb.com.cn

经　　销：广东新华发行集团股份有限公司

排　　版：创溢文化

印　　刷：广州市东盛彩印有限公司

（广州市增城区新塘镇太平十路二号　邮政编码：510700）

规　　格：787mm×1 092mm　1/16　印张6.25　字数120千

版　　次：2020年12月第1版

2020年12月第1次印刷

定　　价：39.80元

“骨质疏松研究丛书”

编委会

《“骨松君”如何吃——吃出“骨坚强”》

编委会

主　　编：范琳燕　黄宏兴

副 主 编：李俊豪　谢尚能　李　娟

编　　委：陈浩雄　郭珊珊　李　敏

　　　　　许展仪　李思怡

序

PREFACE

随着人类预期寿命的延长、人口结构的改变和社会老龄化发展，骨质疏松成为全球关注的、严重的公共健康问题，其防治已成为当今国际上的研究热点。我国人口众多，人口老龄化趋势越来越严重，作为老年人的头号“隐形杀手”，骨质疏松严重影响了老年人们对美好生活的追求，因此我们应在新时代敲响骨健康的警钟，铸就铜墙铁壁型骨骼，让“会致命的岁月痕迹”——骨质疏松这个“隐形杀手”无所遁形。有效推进“健康中国”建设，时不我待，责无旁贷！

随着现代医学的发展及多学科的交叉渗透，为展示骨质疏松领域有价值、前沿及探索性的成就，分享骨质疏松防治策略、驱动骨质疏松学术创新，推进中国骨质疏松事业发展，广州中医药大学附属骨伤科医院集三十多年来中医骨伤科的临床诊疗、科学研究及骨伤科教育、教学之经验成果，组织专家教授编写“骨质疏松研究丛书”，旨在实现骨质疏松防治理念与学术创新的深度融合，推动骨质疏松的综合防治工作，提高公众对骨质疏松危害性的认识，提供积极的预防措施，实乃可褒可扬之善举。在该丛书的编纂过程中，作者极尽绵力，汲古求新，博采众长，参详内外，探索前沿，删繁就简，去伪存真，力求言简意赅、层次分明、通俗易懂，同时做到系统化、全面化、多方位化。

该丛书分为基础编、临床编和科普编，不但详尽梳理和介绍了骨质疏松基础研究、理论研究的国内外最新进展，骨质疏松症防治的主要循证医学证据和中医治疗的特点、预防及护理，还系统而全面地总结了继发性骨质疏松症和骨质疏松性骨折的诊治经验，撷取百家精华，荟萃临床经验，撰写科普书篇，呼吁关注骨骼健康，重视骨质疏松，提升对骨质疏松的预防意识，爱护骨骼，保护未来。

该丛书集科学性、先进性、实用性、权威性和鲜明性于一体，为广大医护人员，尤其是从事骨质疏松防治和研究的青年学者、临床医生和学生提供了极有价值的参考资料。

该丛书科普编内容翔实，通俗易懂，图文并茂，可供广大患者与人民群众阅读，以积累知识，拓宽视野，提升素养，重视骨健康，重视骨质疏松，提高骨质疏松防治能力，远离“骨松君”。

中华医学会骨科学分会副主任委员、骨质疏松学组组长

内容简介

SUMMARY OF CONTENTS

本书共分为四个章节，主要分别从“骨坚强”需要吃什么、不能吃什么、骨质疏松饮食常识问题及"骨坚强"菜单来介绍如何通过饮食预防骨质疏松。全书图文并茂，对不同年龄段的人群进行饮食指导，并对老百姓熟悉的药膳、药茶、药酒等在骨骼健康中的运用予以指导，让大家在饮食中避免对骨骼健康的伤害，远离“骨松君”。

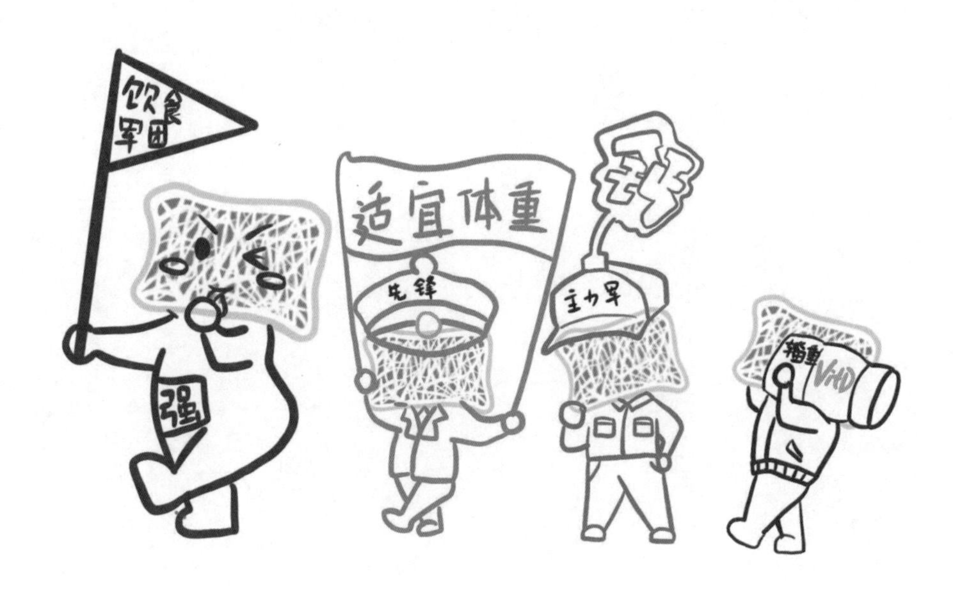

目　录

CONTENTS

第一章

The first chapter

“骨坚强”需要吃什么

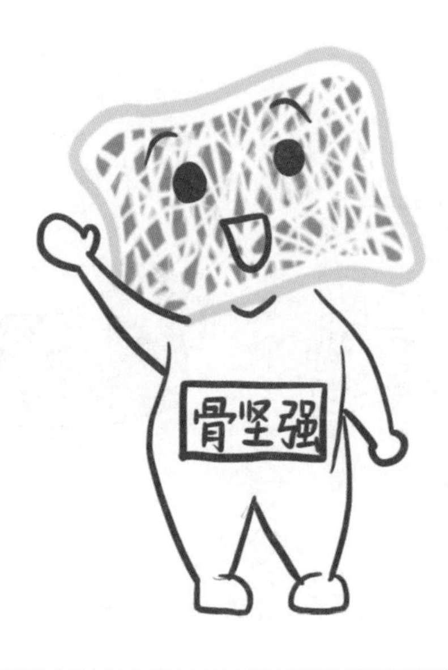

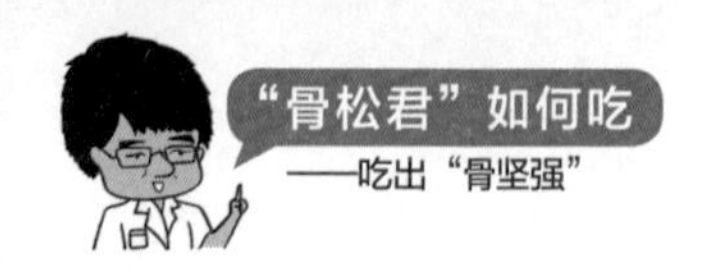

一、“骨坚强”的饮食原则

嗨，大家好，我是“骨坚强”，我能够支撑身体、保护内脏、参与运动、造血和参与人体的钙、磷代谢！如果说人体是一座精密而复杂的大厦，那么我就是支撑整个建筑的钢筋混凝土框架结构，只要我屹立不倒，整个人体的大厦就会一直巍峨挺拔，既不会倾斜，也不会轻易被损伤。

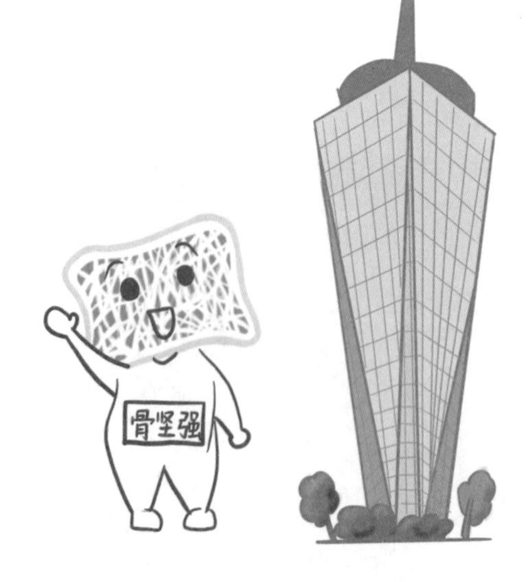

“骨坚强”的基本结构包括骨质、骨膜、骨髓，骨质又可以分为骨松质和骨密质两大部分。骨松质内部充满骨髓组织而稍显柔软，而骨密质则因矿物质含量较多而更加坚硬。“骨坚强”的基本成分是骨细胞系（骨细胞、成骨细胞、破骨细胞）和骨基质（有机基质和无机基质）。

大厦的框架需要钢筋、混凝土来构建，“骨坚强”也需要根据人体各个生长阶段的需求，由多种营养元素来共同维护。骨骼是人体重要的器官，骨的有机物质让“骨坚强”君结实又富有韧性，而无机盐则保证了他的硬度。二者刚柔相济，维持着骨骼的完整性，但他们所占的比例会随着人们年龄的变化而改变，故各个年龄阶段骨的情况会具有不同特点。这也要求我们根据人体的不同阶段特点来注意饮食调护，留住“骨坚强”！

在与骨质疏松多年的抗争中，专家们提出了“饮食–运动–药物综合治疗”的原则，可见饮食是我们对抗骨质疏松、构建“骨坚强”的首要步骤。那我们究竟该如何吃才能吃出“骨坚强”呢？

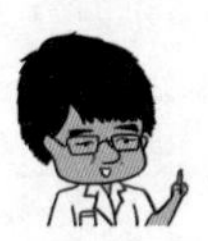

打造“骨坚强”的饮食军团

1. 保持适宜的体重是军团先锋

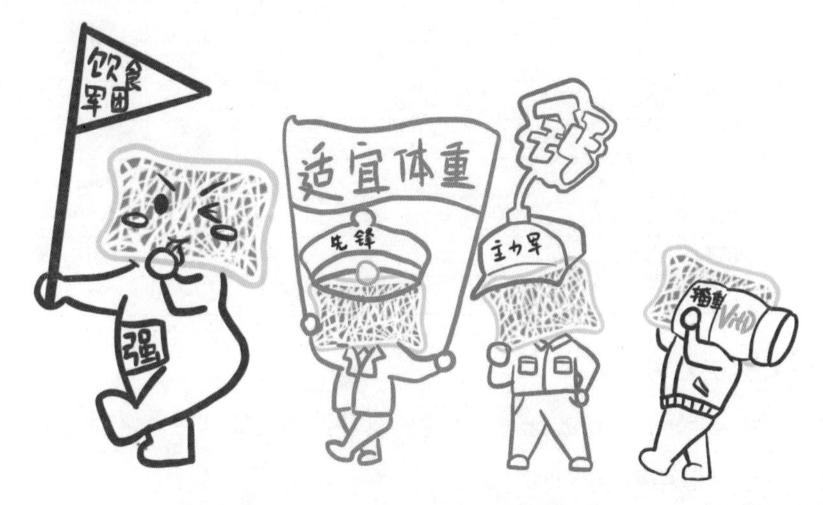

国际骨质疏松基金会认为，引起骨质疏松的危险因素分为固有的和可预防的两大类，而体重过轻就属于可预防的一类。《中国人群骨质疏松症防治手册（2013版）》也指出：“……体重指数过低，甲状旁腺激素（PTH）和骨代谢指标就会增高，进而促使骨密度减少……”

健康体重一般以国际通用的体质指数（body mass index，BMI）来判断，体质指数（BMI）=体重（千克）/身高（米）的平方。我国成年人的体质指数在18.5~23.9时属正常范围。

我国成人不同身高时的正常体重范围（以BMI在18.5至23.9间判定）

身高/厘米	体重/千克	
	下限	上限
150	41.6	53.8
152	42.7	55.2
154	43.9	56.7
156	45.0	58.2
158	46.2	59.7
160	47.4	61.2
162	48.6	62.7
164	49.8	64.3
166	51.0	65.9
168	52.2	67.5
170	53.5	69.1
172	54.7	70.7
174	56.0	72.4
176	57.3	74.0
178	58.6	75.7
180	59.9	77.4
182	61.3	79.2
184	62.6	80.9
186	64.0	82.7

（摘自中国营养学会《中国居民膳食指南》）

2. 钙是主力军

钙是构成骨骼的重要成分，人体骨钙含量约占人体钙总含量的99%，剩余1%分布在软组织和细胞外液中。

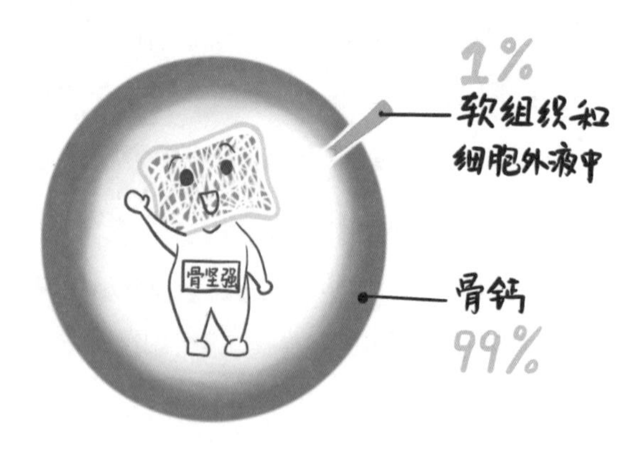

骨骼形成后通过旧骨破坏和新骨再建，每日不断进行自我更新，同时成为维持体液正常钙浓度的仓库。正常情况下，旧骨破坏，钙进入血液和细胞外液中；肠道吸收的钙通过血液循环沉淀形成新骨，如此交替，可见钙是正常骨形成必需的矿物质。人体的钙主要通过食物吸收而来，当钙质摄入不足时，就会影响骨钙的沉淀，同时也会使骨骼中的钙向血中转移。如此一来，骨的密度和强度就会降低，脆性增加，导致骨质疏松。

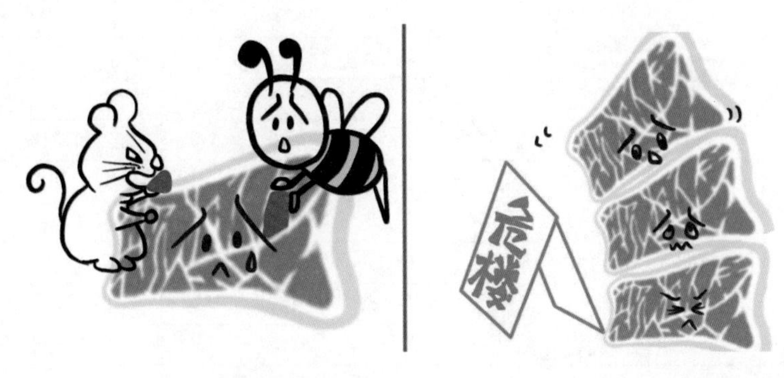

美国国家骨质疏松症基金会（NOF）对预防骨质疏松提出了明确的建议：推荐50岁以上女性每日至少摄入1200毫克元素钙。每日摄入量＞1500毫克可能增加肾结石或心血管疾病的发病危险。许多食物都可以作为补钙的来

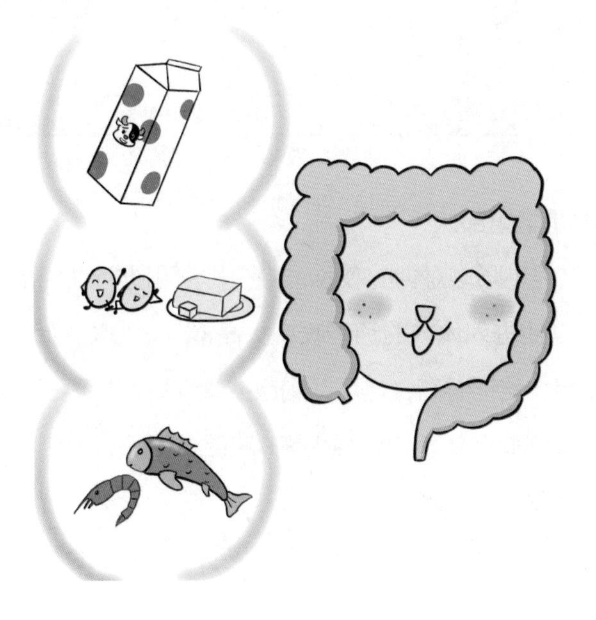

源，如牛奶、奶酪、鱼类、虾蟹、坚果、干果、果脯、深绿叶蔬菜、豆制品等。用饮食补充钙质的同时，也要注意人体肠道对钙的吸收各不相同，一般而言，乳制品中钙的吸收率较高，其次为鱼类、贝壳类海产品，再次为黄绿色蔬菜。

常见富含钙的食品

种类	食品	一次性进食的数量	钙/毫克
牛奶及乳制品	①牛奶	250克	260
	②奶酪	20克	160
	③酸奶	1杯（125克）	140
	④脱脂速溶奶粉	1大匙（20克）	130
大豆及豆制品	①豆腐	半块（250克）	345
	②豆腐丝	100克	100
	③豆腐干	100克	308
	④腐竹	50克	40
	⑤大豆（黄豆）	50克	95
小鱼及海藻类	①虾皮	10克	100
	②虾酱	20克	60
	③鱼片干	25克	26
	④小鱼	4条	180
蔬菜	①油菜	100克	150
	②小白菜	100克	90
	③蓬蒿（空心菜）	100克	100
	④心里美萝卜	1个（200克）	135

［摘自《中国人群骨质疏松症防治手册（2013版）》］

3. 维生素D是辎重部队

维生素D可以促进肠道对钙的吸收，减少排泄和维持血钙浓度。有研究表明，维生素D_3可以使进入体内的钙吸收率提高30%~80%。此外，维生素D还可以促进溶骨作用，使钙游离，也可以刺激成骨细胞使钙离子转运沉淀，促进新骨生成，参与骨骼的更新。如果维生素D缺乏，不仅会限制钙的吸收，也会影响骨健康，容易发生骨质疏松。

人体内维生素D有两个来源：一是体内皮肤的维生素D原在日光或紫外线

照射下转变成维生素D，这是人体获得维生素D最好的、天然的来源，不会导致过量或中毒；二是通过膳食获取。日光照射最好在户外进行，夏季在树荫下进行，避免暴晒。时间可以选择在上午10点到下午3点，频率为每周2次，每次照射时间一般为5~30分钟，同时暴露双上肢和双下肢于日光下，通常可以获得足够维生素D。另外，因紫外线的UVB不能穿透玻璃，所以若在室内晒太阳需要打开窗户。维生素D主要源于动物性食物，特别是含脂肪的鱼类，如金枪鱼；禽畜的肝脏、蛋黄等维生素D含量也较高。但值得注意的是单通过膳食获取，几乎不可能获得足够的维生素D。

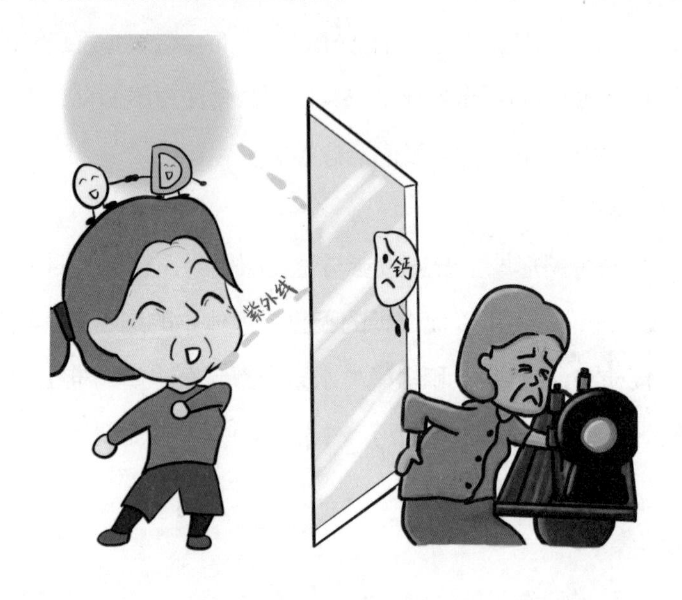

温馨提示

防晒霜、遮阳伞也会加大女性骨质流失的概率。若平时户外光照不足，再涂厚厚的防晒霜或用遮阳伞，会影响体内维生素D合成。

4. 其他相关营养素是必不可少的后勤辅助

除了大家熟知的钙和维生素D，适量摄入蛋白质、维生素C、维生素K、镁、磷等营养素，对维持骨骼健康也是必不可少的。

（1）蛋白质

蛋白质是生命的物质基础，也是骨骼有机质的重要组成部分，形成骨的内部支架。若蛋白质缺乏，就会影响骨基质合成，进而影响新骨的生成。蛋白质还可以与钙结合成为可溶性复合物，利于钙的吸收。蛋白质营养低下，可导致胰岛素样生长因子缺乏，抑制骨形成。但蛋白质的摄入不是越多越好，当摄入量增加一倍，可以使钙从尿液排出增加50%，反而会增加骨质疏松的风险。

蛋白质缺乏主要因为膳食供给不足，日常饮食注意不偏食、不挑食。若患有引起蛋白质减少的疾病，需要及时治疗控制。

（2）维生素C

维生素C参与骨骼形成主要通过参与骨胶原代谢，它可以促进骨细胞合成骨基质中的胶原纤维，还可以促进钙的吸收。人体中的维生素C需要外源性摄入，不能自身合成。绿色蔬菜和柑橘类水果中都含有丰富的维生素C，《中国人群骨质疏松症防治手册（2013版）》建议维生素C的需要量每日应达到100毫克，有利于我们构建"骨坚强"。

（3）维生素K

维生素K在肠道菌作用下生成活性形式维生素K_2，可以将钙定向沉淀到骨骼，是参与钙和骨代谢的必需物质。维生素K_2不能通过食物得到有效的补充。随着人体机能衰退，肠道合成维生素K_2的能力也随之下降，若不及时补充，就有患骨质疏松的风险。2013年修订的《中国居民膳食营养素参考摄入量》建议健康成人维生素K的适宜摄入量为每日80微克。

（4）镁

镁是骨盐的组成成分，能够影响骨代谢，促进骨吸收和刺激骨形成。人体对镁的需要量为每日6~12毫克/千克，可以通过膳食获取，镁在绿色蔬菜中含量最多，其次为豆类、谷类。

（5）磷

磷和钙在肠中一起被吸收，在骨骼中沉淀，是构成骨盐的重要成分。几乎所有的天然食物中都含有磷，畜、禽、鱼类含量较高。体内磷的代谢能维持平衡，因为当高磷饮食时，排出量会随之增加；当低磷饮食时，排出量亦会随之减少。所以，只要正常饮食就基本不存在缺磷的情况。

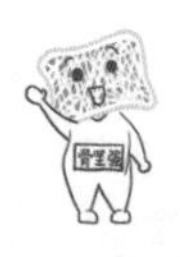

抵制影响骨代谢的不良分子

1. 饮品中的不良分子

（1）碳酸饮料

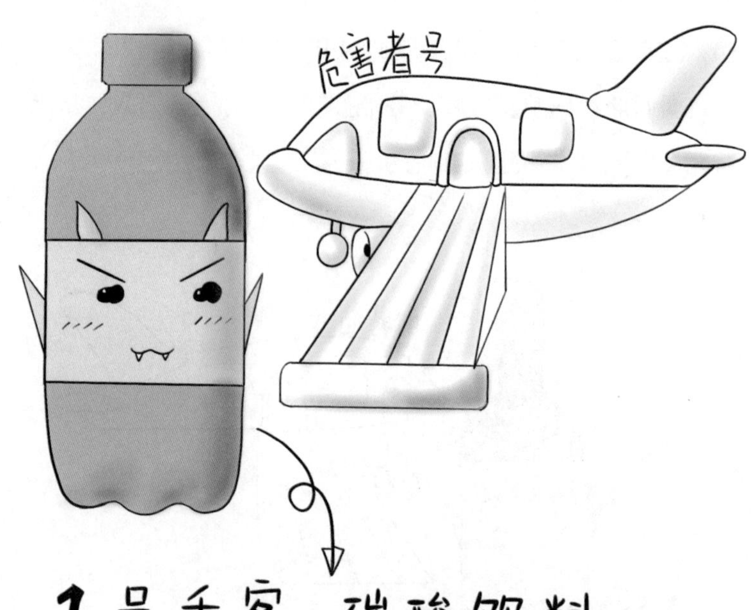

碳酸饮料里面含有大量的磷酸，不仅会影响钙的吸收，还会加快钙的流失。如果长期过量引用碳酸饮料，可能导致骨质疏松。营养专家推荐，每喝250毫升的碳酸饮料，应喝半袋牛奶（约含钙100毫克）来补充丢失的钙质。

（2）咖啡

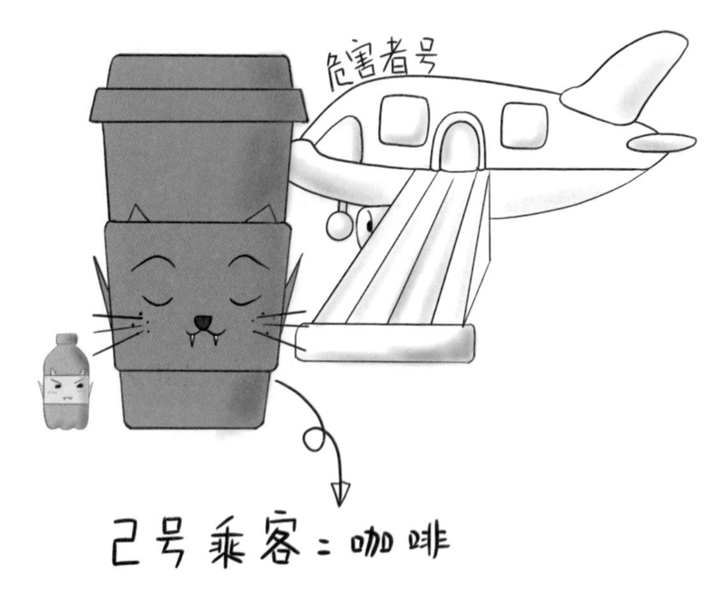

咖啡摄入过量会引起骨质疏松。咖啡中的咖啡因会影响人体内各种酶的活性，间接促进骨吸收、影响钙吸收，并能抑制骨质对钙的摄取，从而引起骨量降低、骨折增多。营养学家建议咖啡的每日摄入量≤400毫克为好。

（3）酒

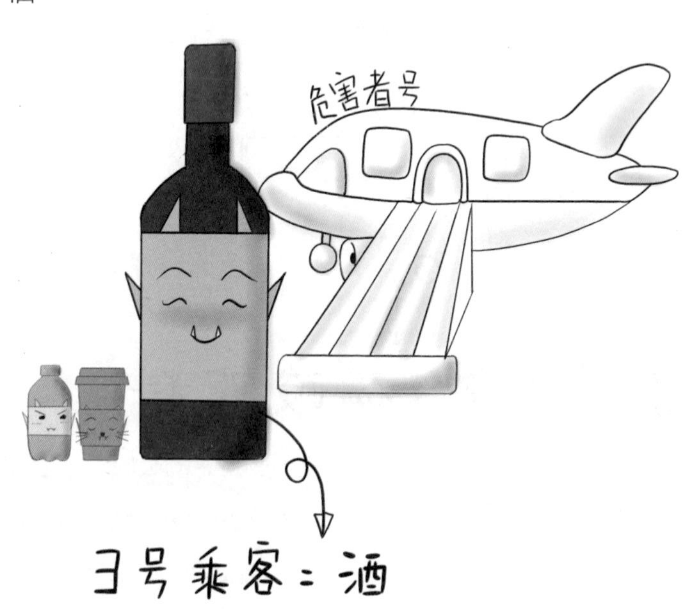

长期过量饮酒可以导致骨质疏松。因酒精可以直接抑制成骨细胞发挥功能，促进破骨细胞的活动，还能减少维生素D的分泌。另外，酗酒的人经常饮食不规律，导致钙及各种营养物质摄入不足，如此一来，骨生成减少、破坏增多，且钙、磷的吸收受抑制，所以酗酒的人容易受骨质疏松困扰。原卫生部办公厅印发的《防治骨质疏松知识要点》中提示：每日饮酒量应当控制在标准啤酒570毫升、白酒60毫升、葡萄酒240毫升或开胃酒120毫升之内。

（4）茶

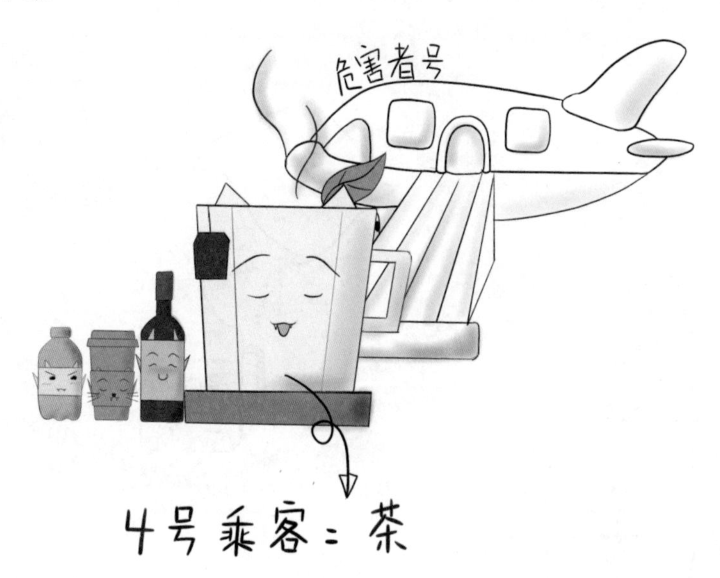

淡茶水补骨，浓茶水损骨。适量饮茶可预防骨质疏松，因为茶中含有骨代谢不可缺少的氟元素，可以促进钙、磷在骨骼中的沉淀。但浓茶中咖啡碱含量较多，会抑制肠道对钙的吸收，并且促进钙从尿液排放，日积月累可能导致骨质疏松。

2. 食物成分中的不良分子

（1）盐

过量的盐摄入，会促进骨吸收，加速钙的流失，日积月累容易造成骨质疏松。中国营养学会限制每日的用盐量为6克。

（2）糖

研究表明，饮食中若含有大量糖会阻碍钙的吸收，促使钙质从尿液中排出。

（3）油

油指各类食物中含有的脂肪酸和脂质成分。脂肪酸又分为饱和脂肪酸、单不饱和脂肪酸和多不饱和脂肪酸。膳食中若摄入大量的饱和脂肪酸，会在肠道中形成不易溶解的成分，阻碍钙质的吸收，进而影响骨骼韧性。美国指南建议每日由饱和脂肪酸提供的能量应限制在10%以内。

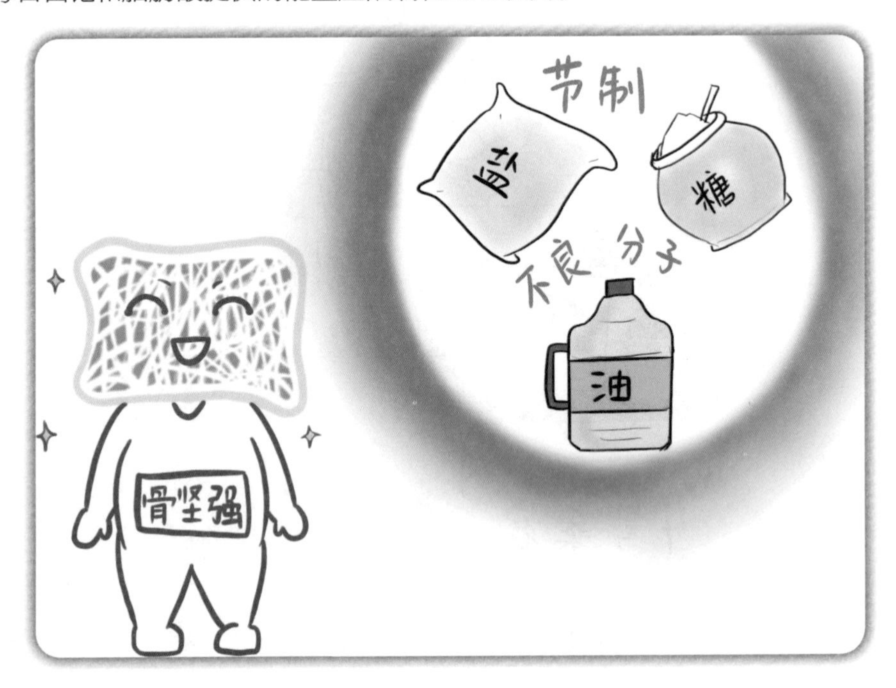

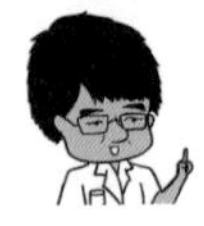

注意烹饪方式，提高有利营养素的吸收率

精加工食品虽然口感较好，但营养素与粗粮相比破坏较多，故应控制摄入量。尽量避免一次性大量采购，长期的储藏会损失一些抗氧化的维生素，建议最好坚持购买新鲜食材。在食物清洗方面，大米避免多次清洗和大力揉搓，以减少B族维生素和无机盐的损失；蔬菜类应该坚持先洗后切，避免维生素C的

损失；肉类的解冻也应该低温缓化。

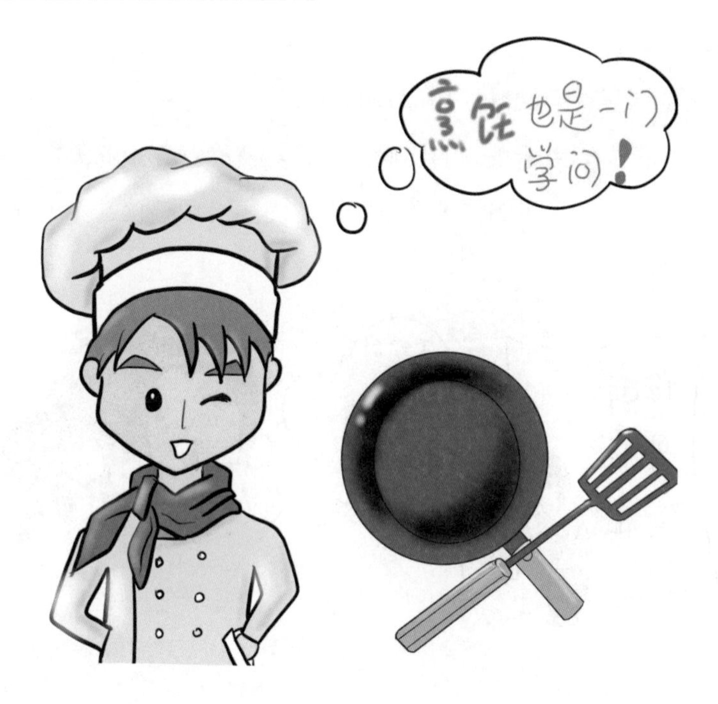

中式菜肴烹饪方式多种多样，但高温煎炸容易破坏原料中的维生素和蛋白质，也容易产生致癌物质——丙烯酰胺，应该尽量避免。食物中的营养素在烹饪过程中遭受损失是不可避免的，但我们可以采取一些保护措施来减少损失。如勾芡可以让溢出部分连同菜肴一起被摄入；挂糊可以形成保护膜，减少水分和营养素溢出；急炒可以减低营养素的损失率；加醋可以增加钙的溶解并保护食物中的维生素。

二、青少年如何吃

贝贝才7岁，却总跟妈妈哭诉自己腰背酸痛。妈妈觉得有些蹊跷，这么小的孩子怎么有老年人的症状呢？带孩子去医院做了双能X线检查，才知这些症状竟然是骨质疏松惹的祸。贝贝妈妈很惊讶，贝贝这么小，正在长身体、长骨骼，怎么会患有骨质疏松呢？原来，骨质疏松并非是绝经后妇女和老年人的专利！尽管青少年骨质疏松症的机制尚未明了，但贝贝从小挑食也不爱运动，而且特别喜欢喝饮料，并且体重指数偏低，这都跟骨质疏松有着或多或少的联系。青少年由于身体的快速生长，对各种营养素的需求提高，这个时期也是骨骼生长和骨量储存的关键时期，需要合理膳食，养成健康的饮食习惯。

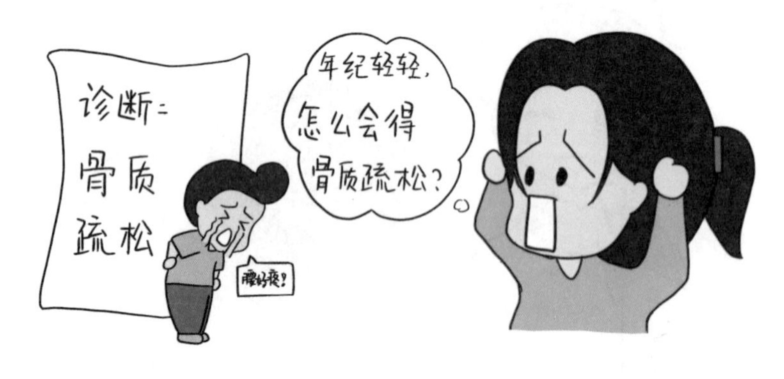

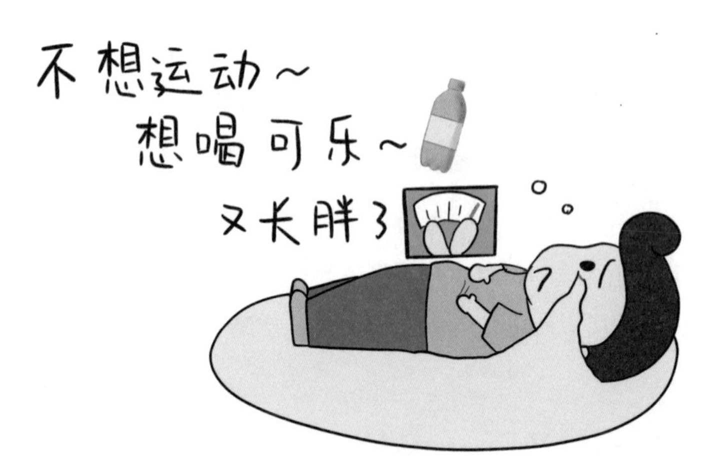

骨质疏松是最常见的全身性骨代谢疾病，人体骨量从胎儿期到成年期一直在聚集，青春期是人体骨骼生长发育最重要的时期，此阶段获得的骨量决定几十年后骨折的风险，所以骨质疏松症被称为“具有老年期影响的儿科疾病”，可谓少年埋祸，老年受罪。青春期作为骨矿物质增长关键时期，在这短短几年中能累积峰值骨密度（BMD）的 35%~40%骨量。

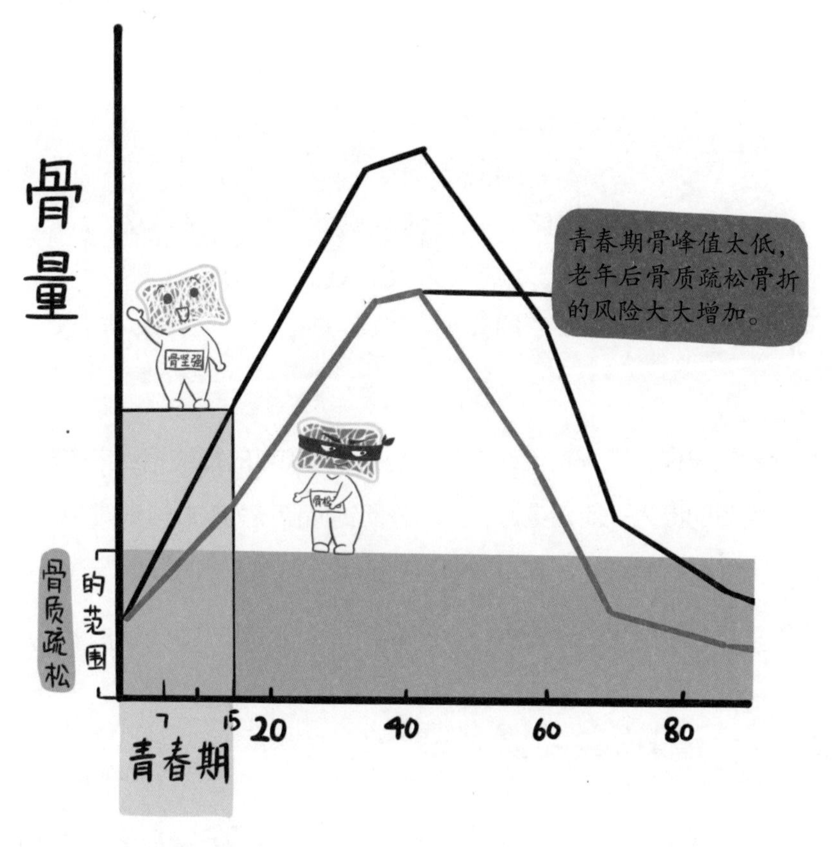

如何在生长发育时期储存更高的骨量，保证我们有足量的骨峰值存储在骨银行内供年老时“挥霍”，这需要我们从青少年开始就注意经营自己的骨健康，吃出“骨坚强”。

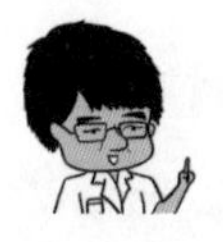

每日保证足够的奶类摄入

奶类比钙补充剂中的钙吸收利用率高，每1毫升牛奶约含1毫克钙，且钙、磷比例适合，还能提供蛋白质、维生素A、维生素D、维生素B_2、维生素B_{12}等营养成分。儿童及青少年时期生长迅速，对各种营养素的需求旺盛，奶类营养齐全，可以促进骨骼和牙齿的生长，也对智力的发育起着积极的作用。因此，儿童及青少年时期补充足够的奶源钙可以让“骨银行”的峰值保持在较高的水平，更好地保证今后的骨健康。

特别提醒

奶类按照分类包括牛奶、羊奶等鲜奶及各种乳制品，但市面上出售的含乳饮料并不包含在内，请购买时注意分辨。

根据专家建议，我国居民每人每日应摄入300克的奶或相当量的乳制品来保证足够钙质的摄入。而儿童每日平均骨骼钙储留量为100~150毫克，所以适宜的奶量为300~600毫升。若是乳糖不耐受者，可以选用酸奶、奶酪、低乳糖奶等代替，并尽量避免空腹饮奶。

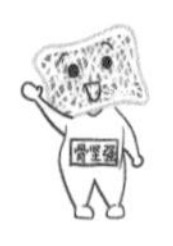

良好的饮食习惯有哪些?

儿童及青少年期是身体快速生长的时期，是一生中骨骼健康的关键时期，但因这个时期自律性差、个性强，也是饮食习惯形成的关键时期，需要培养良好的饮食习惯。

1. 合理安排一日三餐

为保证营养需求每日三餐应该定时，且比例要适宜，一般而言早餐能量占一天总能量的25%~30%，午餐及晚餐占30%~40%。很多青少年有不吃早餐的习惯，尤其是放假期间，但不吃早餐就没有充足的营养，而且还会影响消化功能，不利于身体生长。还有部分青少年因体重问题盲目节食，可能造成营养不良，严重者还可能引起厌食症，有着巨大的危害。

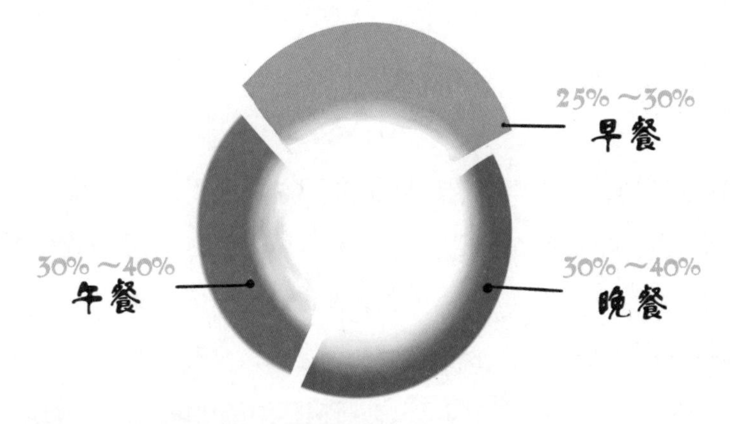

2. 不挑食、不偏食，减少零食摄入

零食是指正餐以外所进食的食物和饮料。为满足身体快速生长的需求，在三餐以外选择健康的零食作为能量补充有利于身体健康，但煎炸食品、糖果、甜点、膨化食品及碳酸饮料等应该尽量避免，这些食物高热量且不利于消化，有的更会影响骨骼的生长。

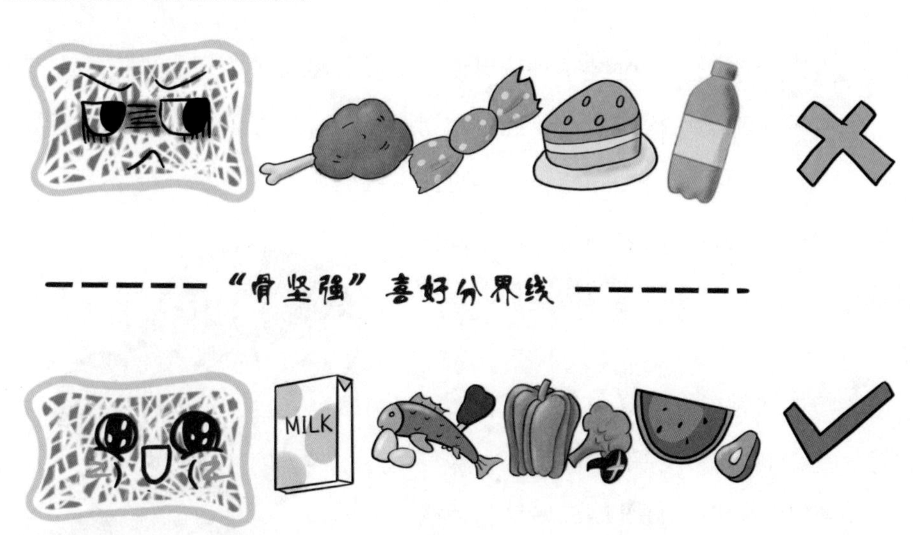

饮食均衡，不偏食、不挑食，奶类、豆类、坚果类、畜禽类、鱼虾类、蛋类、蔬菜类、水果类、谷类、薯类均需要摄入来满足身体生长的需求。若长期挑食、偏食，非常容易引起某些营养素的缺乏，不利于身体的健康成长。

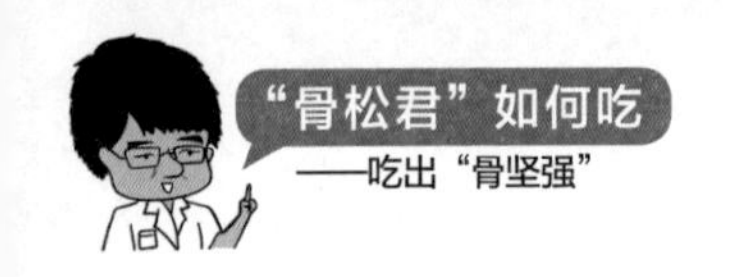

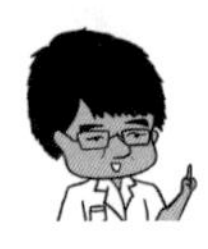

药食同源，固护后天

祖国医学认为，青少年有“生机蓬勃，发育迅速”“脏腑娇嫩，行气未充”的生理特点，肺、脾、肾三脏往往不足，所以在这一时期的饮食调护上我们需要注意固护后天，以后天滋养先天，促进骨骼生长发育。在饮食调护上，青少年建议以药食同源为主，例如核桃、黑芝麻、大枣、桑葚等，多食可以健脾补肾，强筋壮骨。此外，山药可以补肾精，栗子可以补肾气，莲子可以健脾，枸杞子可以补精血，以这些入粥或者煲汤食用，既能滋补后天脾气，又可以补益先天肾精，利于骨骼生长发育。

三、老年人如何吃

王大妈今年73岁，她经常开玩笑说自己越长越矮了，牙齿也松了，连前年装的种植牙都再次松脱了，还经常觉得腰背疼，来医院开跌打风湿药膏，可总不知道贴哪里好，因为哪里都感觉疼。经医生检查诊断，原来王大妈之所以会有如此症状，是因为得了老年性骨质疏松症，经评估为骨质疏松性骨折高危患者。

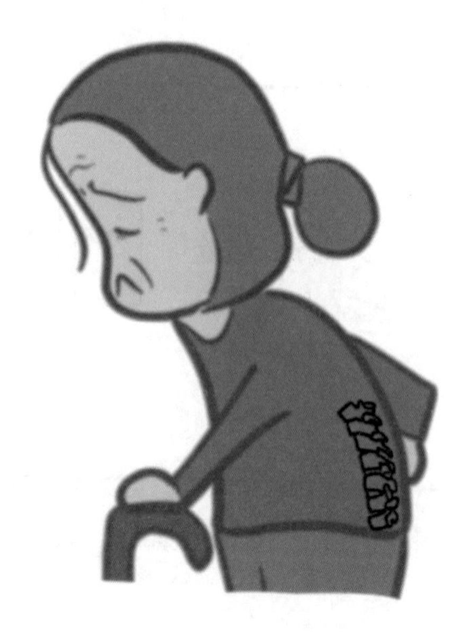

老年性“骨松君”又称退行性骨质疏松症，是中老年最常见的骨骼疾病，被称为“沉默的杀手”，属Ⅱ型原发性骨质疏松症，也属于低转换型骨质疏松症，是在增龄衰老过程中发生的一种骨组织的生理性退变，女性一般在绝经后20年以上，男性年龄在70岁以上，女性发病率是男性的

2倍以上，骨丢失呈匀速性，累及小梁骨和皮质骨。

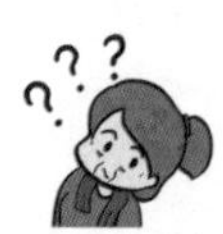

老年人生理有什么特点?

随着年龄的增长，身体趋于衰老，主要表现在以下几个方面：

（1）消化系统的衰老，包括牙齿的丢失，唾液分泌与咀嚼的能力下降，胃酸减少和消化能力的衰退，肠道的运动、消化和吸收能力的下降，排便能力的降低等。

（2）体内性激素水平下降，蛋白质合成减少，女性在更年期之后更容易出现钙的负平衡，骨质密度快速下降，甚至骨质疏松。

（3）基础代谢下降，肌肉组织减少和脂肪组织比例提高。

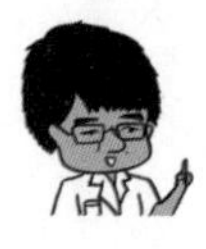

老年人易患骨质疏松有什么机制?

1. 激素水平

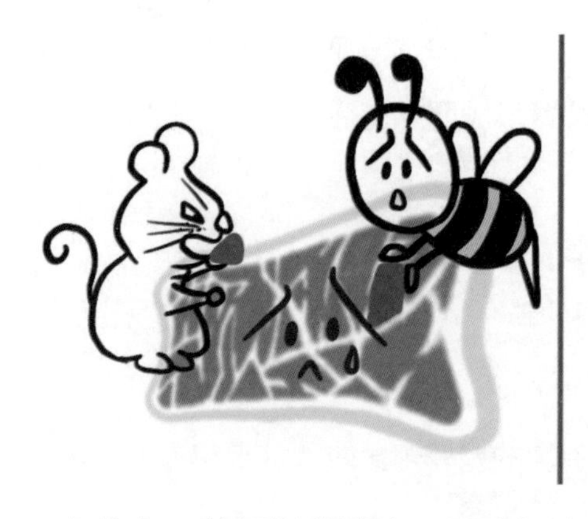

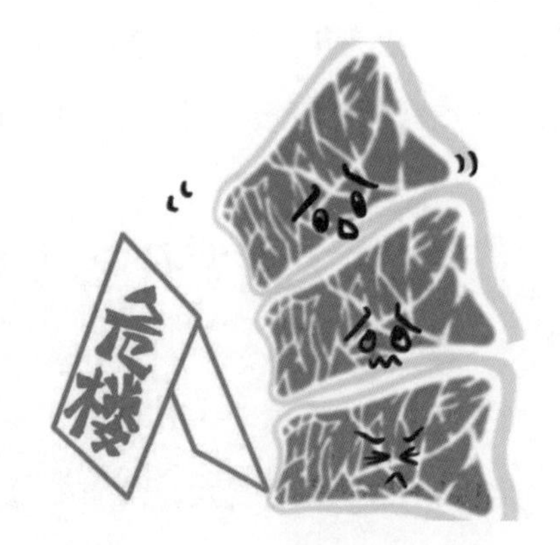

人体有三种钙调节激素，即降钙素（CT）、甲状旁腺激素（PTH）及1,25-二羟维生素D，随着年龄的增加，钙调节激素的分泌失调。老年人肾功能显著下降，血磷升高，继发性使PTH上升；肾内1-α羟化酶活性下降，使

1,25-二羟维生素D合成减少，肠钙吸收下降，反馈性PTH分泌上升；老年人甲状旁腺功能衰退，CT分泌减少；激素变化的影响下，导致了骨吸收增加，骨形成下降，从而导致骨质疏松。

2. 活动和生活方式

老年人行动不便，户外运动及日照减少，使维生素D合成降低，60岁以上老年人血中维生素D的含量比20岁青年人下降30%，维生素D的减少可使肠道钙、磷的吸收下降，使骨形成量及骨矿化量降低。

3. 相关的慢性疾病

老年人基础疾病多，如糖尿病、肾功能不全等，是骨质疏松的危险因素。

中医理论认为，骨质疏松症的发生主要与肾虚、脾虚、血瘀三个因素有关，其中肾虚是本病的主要病因。《素问》在论述肾的功能时指出：肾藏精，主骨生髓，主水，主生长发育和生殖。脾与肾在生理上是后天与先天的关系，二者相互资助，相互促进。若脾不运化，脾精不足，肾精乏源或肾精本虚，脾肾俱虚，骨骼失养，则骨骼脆弱无力，终致骨质疏松症，故骨质疏松症多发于老年人。又由于老年人肾气虚，机体功能衰退，易受外邪侵袭，使经络不通、气血不畅，故老年人脾肾俱虚的同时，往往伴随气滞血瘀。血瘀可致气血周行障碍，营养物质不能濡养脏腑，引起脾肾俱虚而加重症状。

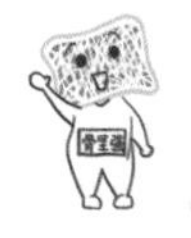

老年人需要什么营养?

1. 能量

老年人群年龄跨度大，个体能量消耗的差异也比较大，老年人能量需要量的多少以保持适宜的体重为宜。

2. 蛋白质

老年人的蛋白质摄入要质优而且量足，一般来说，每日摄入量以达到1~1.2克/千克为宜，老年人蛋白质推荐摄入量为每日65~75克。富含蛋白质的食物如植物蛋白中的坚果类、大豆蛋白等，动物蛋白中的牛奶、鸡蛋、鱼类、虾类、禽类等。

3. 钙

老年人对钙的吸收和利用能力下降，钙摄入不足，体力活动的减少又可增加钙的流失，使老年人出现钙的负平衡，老年人钙的适宜摄入量为每日1000毫克。富含钙的食物如黄豆。

4. 维生素D

老年人户外活动减少，而且肝肾转化活性维生素D的能力下降，易出现维生素D缺乏而影响钙、磷吸收及骨骼矿化。老年人维生素D的推荐摄入量为每日10微克。富含维生素D的食物如海产品、动物肝脏、蔬菜、菌类、鱼肝油、蛋黄、豆制品等。

5. 维生素C

老年人血浆及白细胞中维生素C的含量随年龄增加而减少，因此应摄入充足，推荐摄入量为每日100毫克，最高不超过1克。

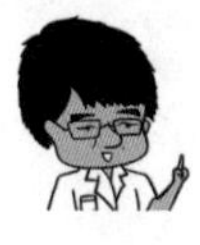

老年人饮食原则知多少?

1. 饮食多样化

“五谷为养，五果为助，五畜为益，五菜为充，气味合而服之，以补益精气”，故老年人饮食宜保持多样化，全面补充营养。

2. 饮食清淡

过多摄入盐、糖、饱和脂肪酸，易阻碍钙的吸收，加快钙的流失，易造成骨质疏松，而且老年人基础疾病较多，如高血压、肾病等，故饮食忌过咸，少食肥甘厚味之品。

3. 少食多餐

老年人脾胃功能减弱，运化能力相对较差，饮食宜少食多餐，有助吸收。

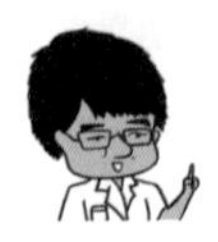

老年人饮食还有哪些注意事项?

1. 蛋白质摄入要适量

蛋白质是骨骼有机质的重要组成部分，适量进食动物性食品是保证人体蛋白质需要的重要措施，但高蛋白摄入是骨质疏松症的膳食危险因素，而且动物蛋白质诱发高尿钙的作用大于植物蛋白，过量进食动物性食品不利于保持钙的平衡、不利于预防骨质疏松症。

2. 避免大量摄入咖啡因、酒精，喝浓茶和吸烟

大量摄入咖啡因、酒精，喝浓茶和吸烟者可导致骨量降低、骨折增多，所以老年人要注意保持健康的饮食模式。

3. 少吃含草酸高的食物

草酸盐、植酸盐、膳食纤维能影响肠道对钙的吸收，典型含草酸盐过多的食品是粉丝、粉皮、凉粉、藕粉、菠菜、空心菜、苋菜、竹笋等。这一类蔬菜，可以先在沸水中烫一下，除去部分草酸再烹调食用。对于含草酸高的谷类，可以采用发酵的方法，以减少草酸含量。

四、孕妇如何吃

还记得前文提到的贝贝吗？医生告诉贝贝妈妈，儿童骨质疏松的发病因素尚且不是很明确，但根据近年来在医学界产生了重大影响的健康和疾病的发育起源学说（Developmental Origins of Health and Disease，DoHaD）：女性怀孕前及怀孕期间的营养状况会长期影响婴儿的健康状况，这也提醒我们在备孕期及妊娠期，母亲就要为自己及腹中宝宝一生的骨健康打下坚实的基础。传统思想认为，胎儿缺乏的营养会从母体中吸取获得，但事实上，母体若营养匮乏，无论母亲或者胎儿都无法获得健康的体魄。当孕妇钙质摄入减少时，为了满足自身需求及胎儿的生长发育，母体会释放骨钙入血，导致自身骨密度降低。听到这些，贝贝妈妈回忆起自己妊娠期不规律的饮食及营养补充，后悔不迭。

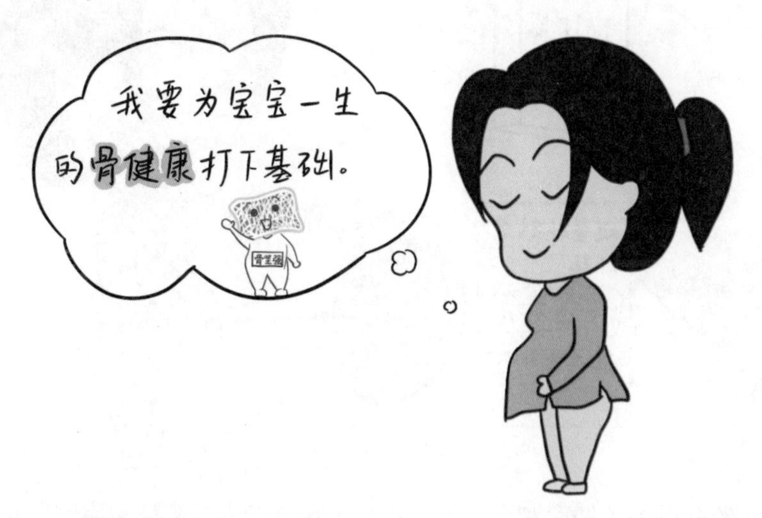

医学上一般把妊娠分为3个阶段：妊娠1~12周称为孕早期；妊娠13~27周末，称为孕中期；妊娠28周之后，称为孕晚期。妊娠期，母体除维持自身营养外，还要满足胎儿生长发育的需要。根据妊娠不同时期的需求特点，我们一起来探讨一下应该如何吃出“骨坚强”，避免出现类似贝贝家的情况。

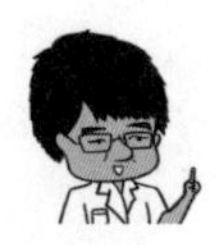

孕早期如何吃?

胎儿骨骼系统发育的第一阶段在孕早期，妊娠的5~12周是从骨骼的胚胎发育到骨骼系统雏形形成的阶段。但在孕早期胎儿以神经发育为主，钙的需求量与孕前几乎没有差别，可以从正常饮食中获取不需要额外补充。反而，过量补钙会使钙质沉淀引起胎盘老化。中国营养学会推荐女性在孕早期应该膳食均衡，每日摄入800毫克钙质。

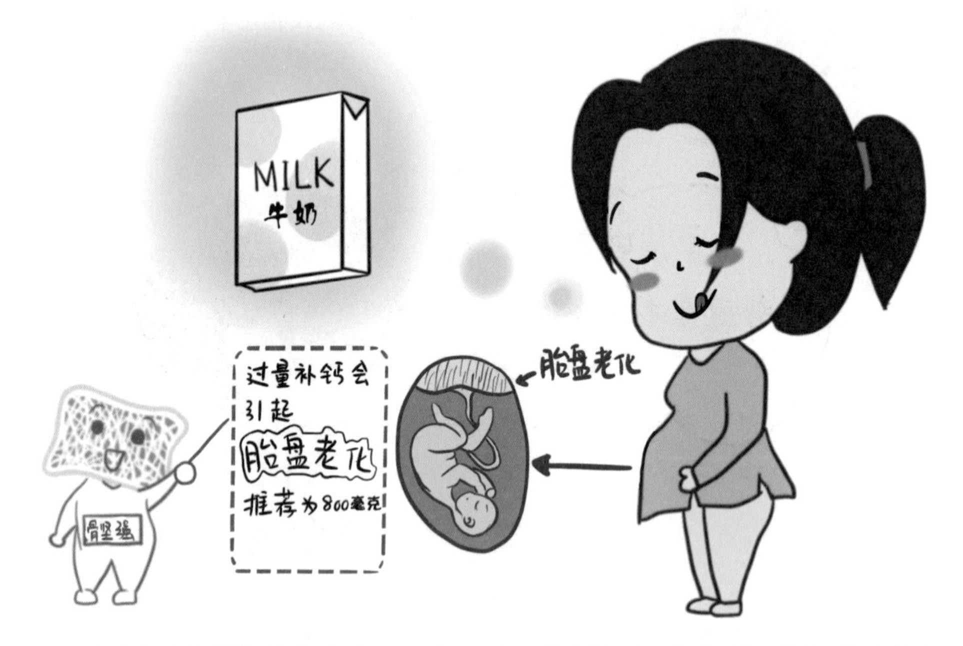

对于胎儿的整体健康发育，《中国居民膳食指南》提倡孕早期妇女应饮食清淡、少吃多餐来减轻孕早期可能出现的妊娠反应。同时保证每日至少摄入150克碳水化合物（约200克谷类），每日补充叶酸400微克，戒烟、戒酒，来保证胎儿的健康。

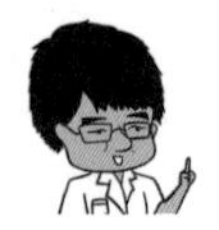

孕中期如何吃?

孕中期，母亲开始贮存脂肪、蛋白质，此时胎儿、胎盘、羊水、子宫等迅速增长。妊娠20周后胎儿骨骼生长加快，胎儿体内蓄积的钙在胎龄24周时约为5克，这都需要从母体中获得，所以孕中期的准妈妈们需要保证钙的摄入量充足。

学者们都倡导尽可能从膳食中获取充足的钙质，在摄入不足的情况下再辅助钙剂，因为膳食中的钙质更容易被人体吸收。也有研究表明，补充钙剂的孕妇发生胎盘钙化的比例要高于单纯膳食补钙的孕妇。就食物而言，牛奶、奶酪、酸奶和清爽干酪是钙质的最佳来源，此外，小虾皮、豆类及豆制品、各种瓜子、蔬菜含钙量也较为丰富。

MILK
牛奶
20周后，
我的骨骼加快生长，
需从母体获得。

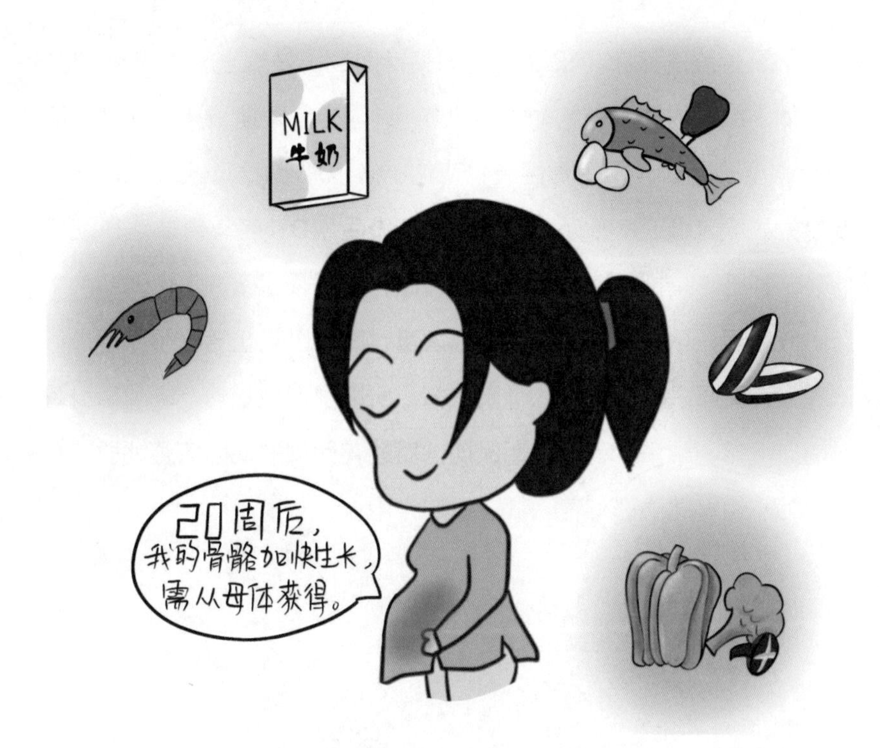

2013版《中国居民膳食营养素参考摄入量》建议孕中期钙的推荐摄入量每日增加200毫克，即每日需要1000毫克；镁的推荐摄入量每日增加40毫克，即每日需要370毫克；维生素C的推荐摄入量每日增加15毫克，即每日115毫克；蛋白质的推荐摄入量每日增加15克，即每日需要70克，相当于每日应增加总量50~100克的鱼、禽、蛋、瘦肉等优质蛋白。而对维生素D、维生素K和磷的推荐摄入量在孕中期没有增加，参照18~49岁的人群推荐摄入量分别为每日10微克、每日80微克和每日720毫克。

《中国居民膳食指南》中推荐从孕中期开始，每日至少摄入250毫升的牛奶或者相当量的乳制品及补充300毫克的钙，或者喝450~500毫升的低脂牛奶，来满足钙需求。

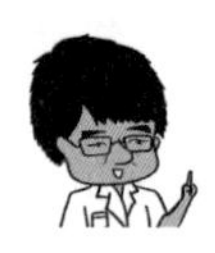

孕晚期如何吃?

孕晚期是骨骼的质和量迅速提高的关键时期，妊娠28周胎儿骨骼开始钙化，胎儿体内每日需要沉积约110毫克的钙，整个妊娠期胎儿形成骨骼所需钙约为30克，至分娩时，孕妇骨钙丢失可达8%~10%。胎儿于妊娠30周后，钙的需要量为妊娠20周的7倍，如果这个时期维生素D、钙、磷缺乏，就会引起手足抽搐，甚至影响钙、磷在骨骼中的存储，引起骨软化。

有研究表明，孕期增加膳食钙的摄入量，既可以阻止随着孕周增加而出现的骨量丢失，又可以改善原本的骨质状态，所以孕期也是一个调整自身骨质状况的时期。可见，孕早期、孕中期保证钙质的存储和孕晚期注意钙质的补充，对母体和胎儿的骨健康都有着极其重要的作用。

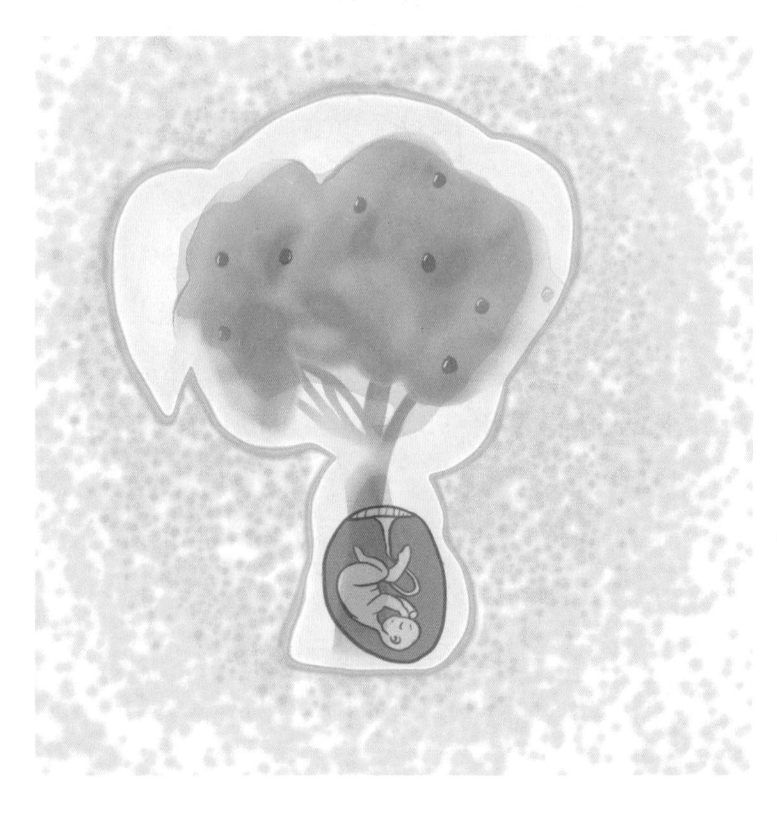

2013版《中国居民膳食营养素参考摄入量》建议孕晚期钙、镁、维生素C的推荐摄入量同孕中期，即每日需要1000毫克、每日370毫克和每日115毫克；蛋白质的推荐摄入量每日增加30克，即每日需要85克。而对维生素D、维生素K和磷的推荐摄入量在孕晚期没有增加，参照18~49岁的人群推荐摄入量分别为每日10微克、每日80微克和每日720毫克。

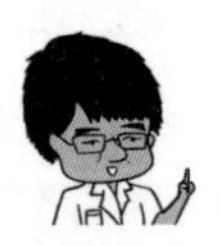

中医传统食疗

中医认为女性生理突出特点为“肾主生殖”“妇人以血为用”，妊娠期间精血下注养胎，脾胃要比平时虚弱，故应该以养血安胎、健脾补肾为主。多选用山药、茯苓、砂仁煲粥，健脾开胃；用黄芪、红枣、党参泡水喝，健脾补气；地黄、芍药、当归、阿胶煲汤，养血安胎；菟丝子、杜仲、续断、桑寄生、山茱萸，补肾安胎。更多食疗方参考第四章相关内容。

我们都是宝宝的好朋友~

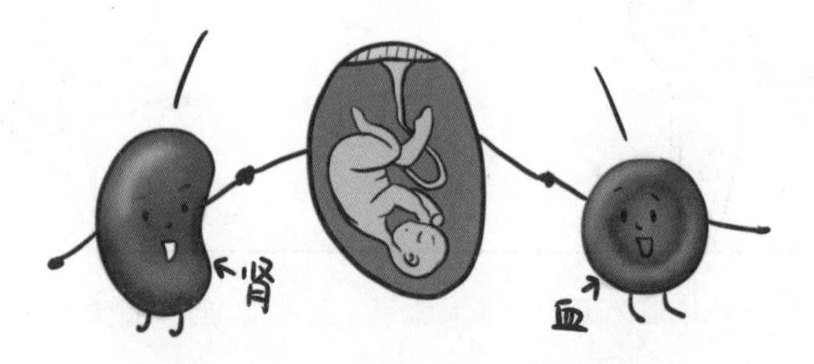

传统医学强调补肾补血

五、产妇如何吃

26岁的张女士，妊娠7个月后开始感觉腰背痛，产后1个月腰痛更加明显，还伴有行走困难，服用补钙剂治疗，症状无改善。从发病到入院治疗，身高缩短5厘米。经检查，张女士患上了妊娠哺乳相关骨质疏松症（PLO）。虽然PLO并不多见，但广大的育龄期女性朋友们仍要关注骨骼健康，预防骨质疏松，尤其是产后哺乳期的女性。

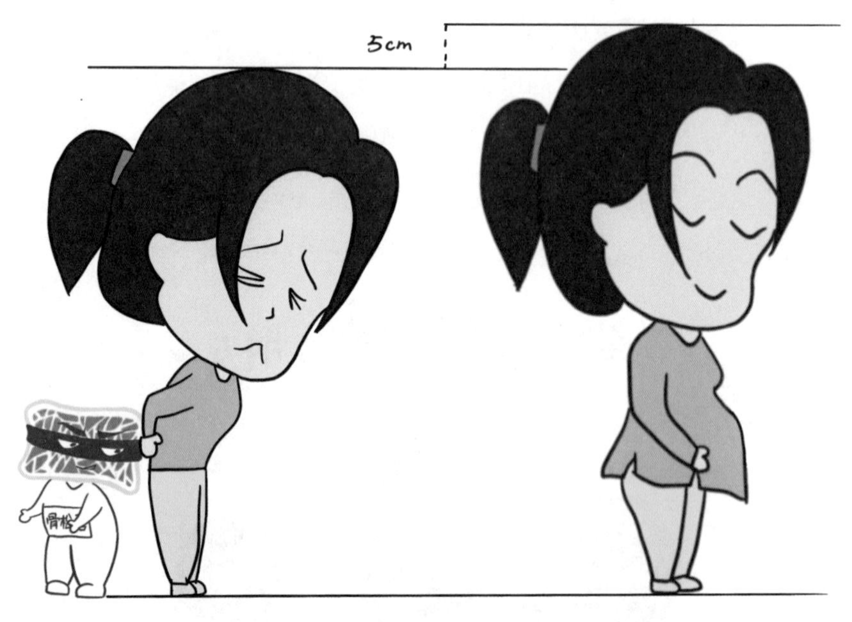

产褥期妇女体内雌激素低、催乳素高，容易使哺乳期的妈妈们骨量丢失。有研究显示，哺乳期每日从乳汁中丢失200~300毫克的钙，坚持母乳喂养的产妇会因体内的钙随着乳汁丢失引起骨量减少，而采用配方奶哺乳的妈妈们则终止了钙从乳汁中流失。哺乳期妈妈们通过乳汁为宝宝提供赖以生存的钙质，实际上钙的需求比孕期更高，但产后的新妈妈会把更多注意力放在宝宝的身上而忽视自身健康，不像孕期那样坚持补钙，使得患骨质疏松的风险增高。

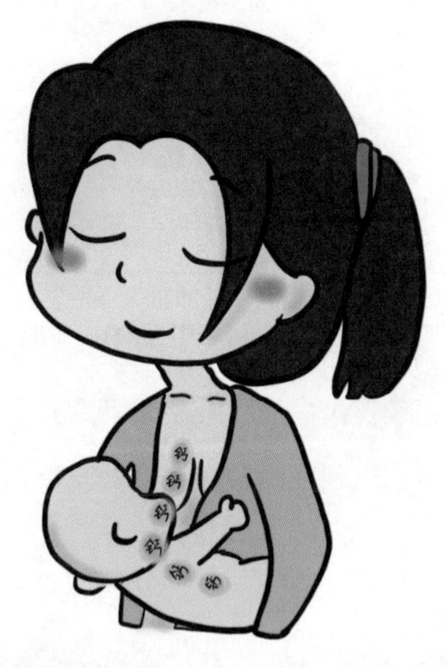

产后是女性一生中的特殊时期，除了维持自身的营养需求，还需要为婴儿的生长发育提供营养，如果营养摄入不足，则会影响两代人的健康。且人体骨密度在20~30岁会达到峰值，也是人们存贮在骨银行供以后使用的最大值。在这个时期大多数女性都会经历妊娠和哺乳两个人生中特殊的阶段，这两个特殊时期会影响到绝经前骨量的积累和绝经后骨矿的丢失，因此要特别注意。

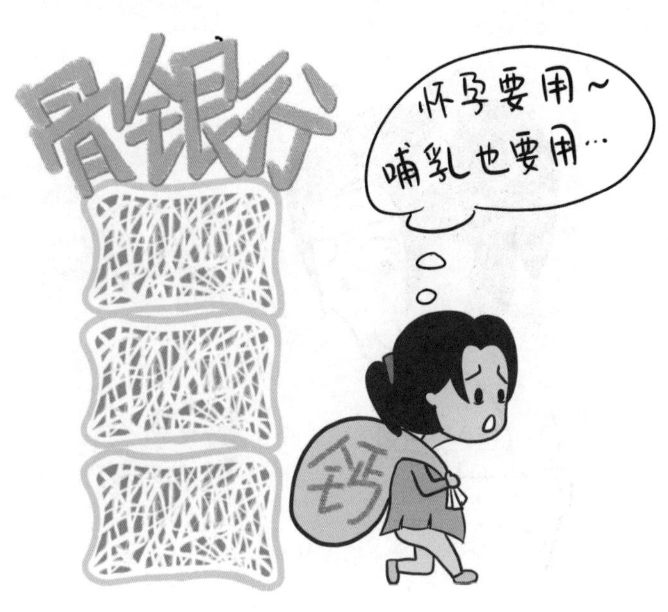

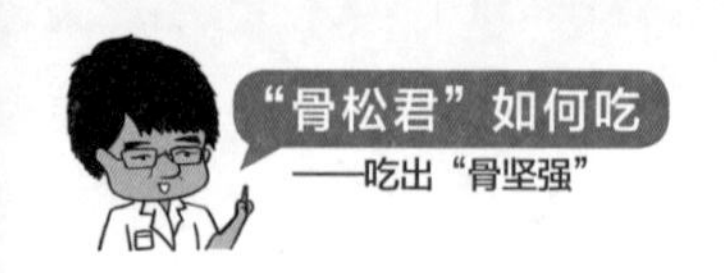

中国居民膳食营养素每日推荐摄入量

人群	蛋白质 / 克	钙 / 毫克	磷 / 毫克	镁 / 毫克	维生素 C/微克	维生素 D/微克	维生素 K/微克
18~49岁	55	800	720	330	100	10	80
乳母	+25	+200	+0	+0	+50	+0	+5

注："+"表示在同龄人群参考值基础上额外增加量。

［摘自《中国居民膳食营养素参考摄入量（2013版）》］

母乳中除了钙质，还包含蛋白质、维生素等营养素，从上表可以看出，其他与骨代谢相关的营养素也需要在膳食中注意补充摄入，才能保证营养均衡，吃出骨健康。

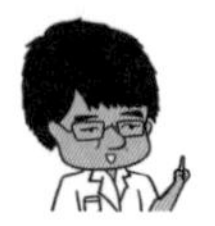

产褥期食物多样化，促进身体恢复

产褥期是指自胎儿及其附属物娩出，到生殖器官恢复至非妊娠状态的时期，一般需要6~8周，也就是我国产妇的坐月子时期。产褥期要注意适量摄入动物性食物，补充蛋白质、脂肪，重视蔬菜和水果的摄入，补充多种维生素、矿物质、膳食纤维等，加快肠道蠕动，促进乳汁分泌。

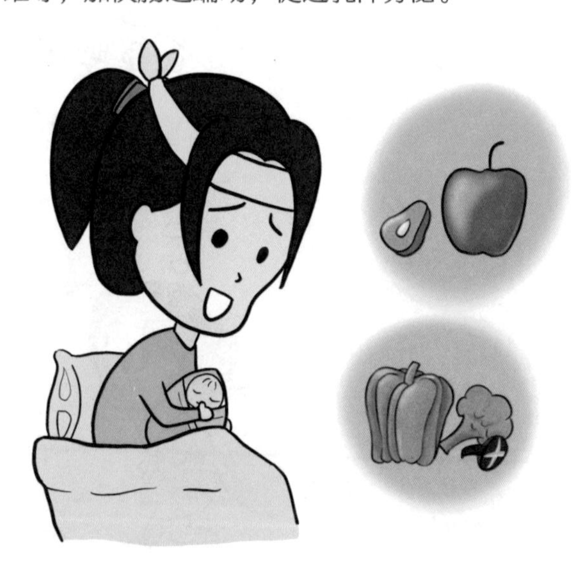

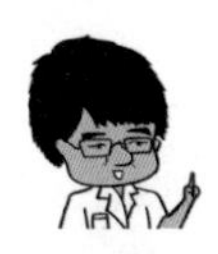

保证乳汁的质与量，满足婴儿生长需求

虽然乳汁中的营养素含量相对稳定，但母体的蛋白质营养状况对泌乳有很大影响。营养良好的乳母，每日泌乳量在800毫升以上，而营养较差的乳母每日泌乳量在500~700毫升，严重营养不良的可以降低到每日100~200毫升。在婴儿未添加辅食之前，一般每日的奶量需求为800~1000毫升。

我含有9克蛋白质，需要麻麻消耗13克蛋白质。
1000
800

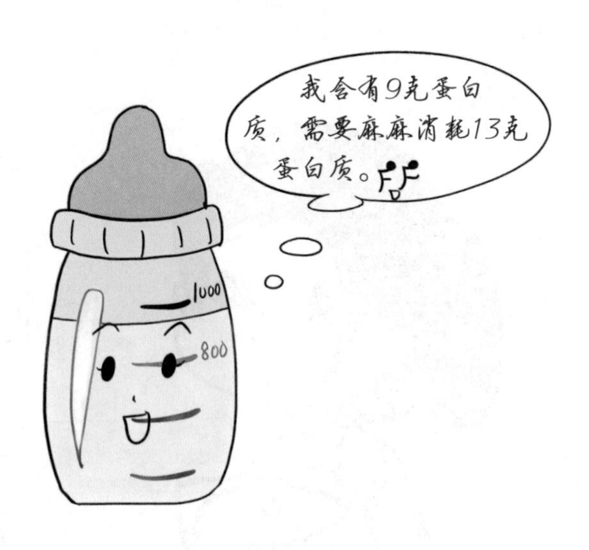

所以，乳母一定要摄取足够的蛋白质。膳食蛋白转换为乳汁蛋白的转换率为70%，《中国居民膳食营养素参考摄入量（2013版）》推荐6个月以下的婴儿每日蛋白质适宜摄入量为9克，如此推算，乳母每日泌乳会消耗13克蛋白质，建议最好摄入鱼类、禽类、蛋类、瘦肉等优质蛋白。

常见富含蛋白质的食物（以每100克可食部计）

种类	食品名称	蛋白质含量/克
禽类	鸡	19.3
	鸭	15.5
	鹅	17.9
蛋类	鸡蛋	13.3
	鸭蛋	12.6
	鹌鹑蛋	12.8
鱼类	草鱼	16.6
	鲤鱼	17.6
	鲢鱼	17.8
	鳝鱼	18.0

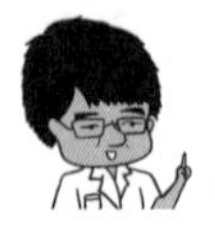

补充骨健康的营养素，促进乳母和婴儿的健康

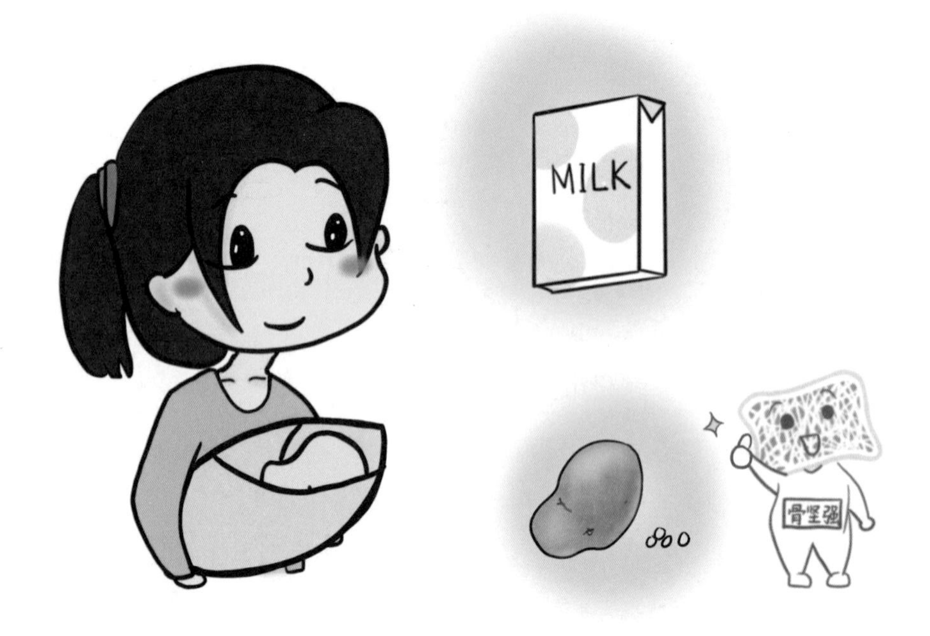

有文献报道，8~12个月以上的连续哺乳骨密度显著下降，最长4年骨密度才可恢复至正常基线水平。而膳食摄入是易于改善的骨质积累影响因素，从第30页的表中可知，乳母的膳食钙推荐摄入量为1000毫克。而根据调查，哺乳期妇女的平均摄入量都不足推荐用量的一半，故建议增加饮奶，因牛奶富含各种矿物质和多种维生素，而且钙、磷比例适当，易于吸收，利于防治骨质疏松。不喝牛奶的人，可以选择羊奶、奶糊、豆浆。而吃素的人可以多吃豆制品补钙，还有土豆、扁豆等都是良好的补钙食物。

必要的时候可以在医生指导下服用钙质补充剂。但需要注意，钙剂不能与含有草酸盐、碳酸盐、磷酸盐的蔬菜同吃，因其会与钙结合阻碍吸收。补钙的同时避免与含油脂、盐过多的食物同食，也会影响钙的吸收。专家建议，钙剂分次服比单次服吸收率更高，临睡前补钙能有效预防钙从骨骼转移到血液中。

在哺乳期补钙的同时还需要保证维生素D的摄入，来促进钙的吸收，尽管《中国居民膳食营养素参考摄入量（2013版）》没有推荐乳母要额外补充维生素D，但也建议平时多晒太阳，促进维生素D的转化，如果体内缺乏，再根据医嘱补充。有研究表明，每日补充维生素D4000 IU是安全的［参考《中国人群骨质疏松症防治手册（2013版）》］。骨健康相关的元素还有磷，一般正常膳食都能够保证磷的摄入。

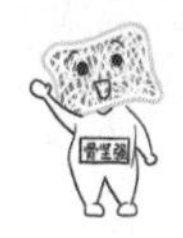

运用中医食疗

由于分娩时耗气伤血，分娩赖气血化为产力，产后乳汁与血同源，生理上以“多虚、多瘀”为特点，要注意滋肾补肾、调理气血。在恶露时期以祛瘀为主，饮食宜清淡，忌大补，否则容易引起出血过多，恶露不止。恶露排出顺畅，可以补虚调养，以补益气血和补肾强筋骨为主，如杜仲炒猪腰，鸡汤、鲫鱼汤、米酒等滋补用品，顺产者需要在7天后才能开始食用，剖宫产者需要2周以后再食用，忌食生冷食物。更多食疗方可以参考第四章相关内容。

六、围绝经期妇女如何吃

根据《原发性骨质疏松症诊疗指南（2017）》，目前我国60岁以上人口已超过2.1亿（约占总人口的15.5%），65岁以上人口近1.4亿（约占总人口的10.1%）是世界上老年人口最多的国家。早期流行病学调查显示：我国50岁以上人群骨质疏松症患病率女性为20.7%，男性为14.4%；60岁以上人群骨质疏松症患病率明显增高，女性尤为突出。

根据原卫生部办公厅印发的《防治骨质疏松知识要点》，骨质疏松的高危因素总结见下图。

老龄

女性绝经

有影响骨代谢的疾病

母系宗族史（尤其髋部骨折宗族史）

过度饮酒或咖啡

饮食中钙和/或维生素D缺乏（光照少或摄入少）

应用影响骨代谢的药物

性激素低下

低体重

吸烟

体力活动少

围绝经期妇女卵巢功能逐渐衰退，性激素水平降低，都是骨质疏松的高危因素，如果再加上因爱美追求低体重，体力活动少，饮食摄入钙、维生素D缺乏的话，那么围绝经期女性罹患骨质疏松的危险性会更高。

绝经后骨质疏松是常见的原发性骨质疏松症，由于雌激素在骨代谢平衡中起着十分重要的作用，当围绝经期卵巢雌激素缺乏时破骨细胞活性增强，骨吸收大于骨形成，从而出现骨质疏松。雌激素的下降与女性衰老有关，体内器官功能随着时间增加而逐渐减退，咀嚼和胃肠蠕动功能减弱，容易发生代谢紊乱，也会影响人体对各类有利于骨健康的营养素的摄入、吸收及利用。故围绝经期女性的骨健康饮食调护需要特别注意。

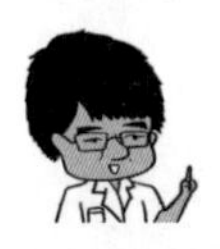

补充激素，延缓骨量丢失

雌激素在骨代谢平衡中起着很重要的作用，围绝经期妇女内分泌最大的特点就是雌激素降低，肠钙吸收减少，骨吸收加快、骨量逐渐减少。因此，在围绝经期补充雌激素，对保持骨健康、预防骨质疏松有着十分积极的作用。近年来有研究发现异黄酮是一种植物雌激素，在人体内能与雌激素受体相互结合并相互作用，发挥类雌激素样作用，通过促进骨形成，抑制骨吸收来预防和减轻骨质疏松。大豆及大豆食品是仅有的异黄酮营养相关性食物来源。 除此以外，大豆及其制品还含有丰富的优质蛋白、钙及B族维生素，《中国居民膳食指南》建议每人每日摄入40克大豆或其制品。豆浆也不失为促进围绝经期妇女骨骼健康的一种很好的饮品选择。

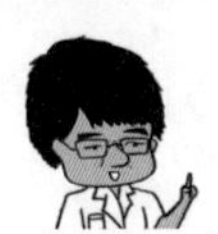

合理安排膳食，注意饮食调护

因围绝经期女性生理功能逐渐衰退，咀嚼、消化功能减弱，在膳食摄入上应该以松软、易消化的食物为主。宜选用的食物为柔软的米面、细软的蔬菜、水果等，烹饪方式以蒸、煮、炖、炒为主，利于消化吸收。

《中国居民膳食指南》建议老年人每日摄入100克粗粮或全谷物食物，有利于控制体重，减少患慢性疾病的风险。

因绝经后骨质丢失和钙吸收能力下降，围绝经期女性要注意补充钙质，《中国居民膳食营养素参考摄入量（2013版）》推荐50岁以上人群钙质的摄入量为每日1000毫克，维生素D每日推荐摄入量为10微克，最大耐受量为每日50微克。若膳食中摄入不足，可以在医生指导下服用营养补充剂，可参见本书后面章节。此外，因老年人对蛋白质的消化和利用降低，在饮食上应该尽量选用鱼类、禽类、奶类、蛋类等优质蛋白进行补充。

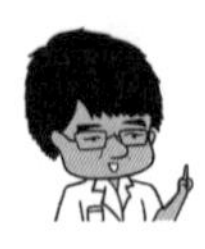

发挥中医特色，辨证施膳

《素问·六节藏象论》亦言：“肾者主蛰，封藏之本，精之处也，其充在骨。”我们的研究团队认为绝经后妇女骨质疏松症的发生与肾虚密切相关，肾精亏虚是主要病因，并辨证论治分为脾肾阳虚、肝肾阴虚、气滞血瘀三型。若辨证属于脾肾阳虚的可以多食虾皮煎蛋、牛大力焖牛仔骨等食疗，也可以选用人参、山药、枸杞子、熟地黄、菟丝子、杜仲、茯苓等中药材煲汤饮用以健脾补肾、益髓健骨。若辨证为肝肾阴虚型，可以用大豆、甲鱼煲汤滋补，或者山药、枸杞子和甲鱼煲汤食用，将桑葚、枸杞子一起加入粳米中也可以滋阴补肾壮骨。若辨证为气滞血瘀型则可以加用陈皮、佛手、当归煲汤，玫瑰花、代代花泡茶饮用。

①脾肾阳虚证

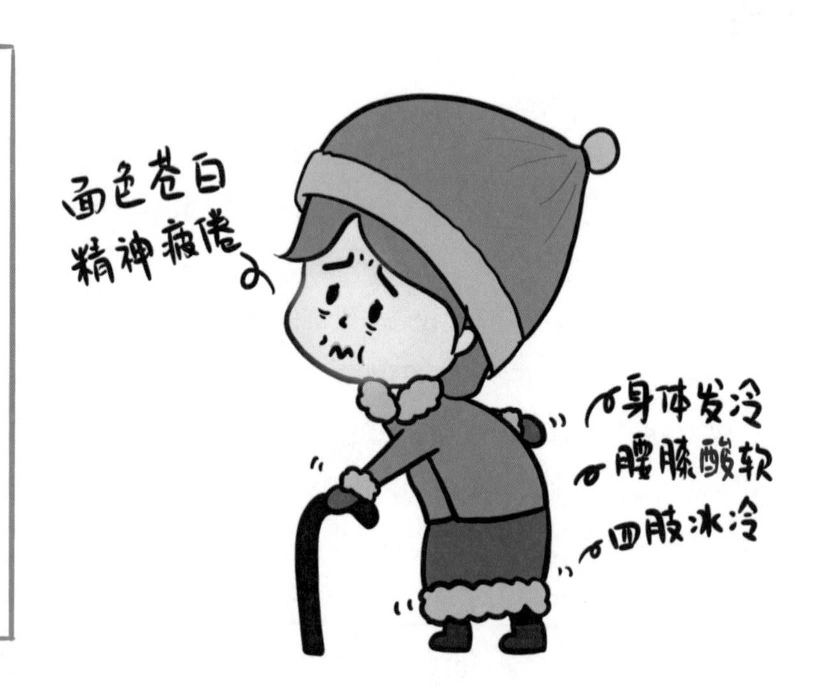

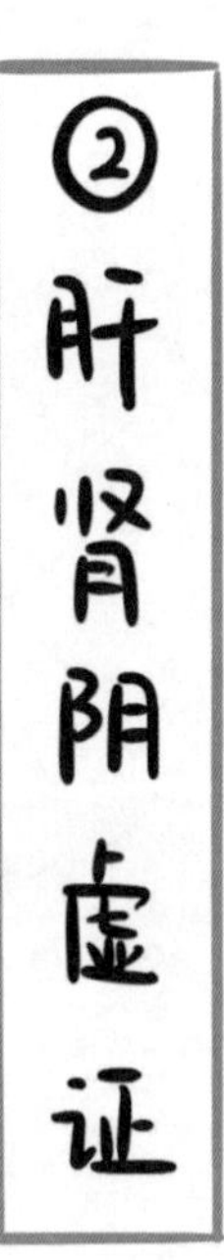
②肝肾阴虚证

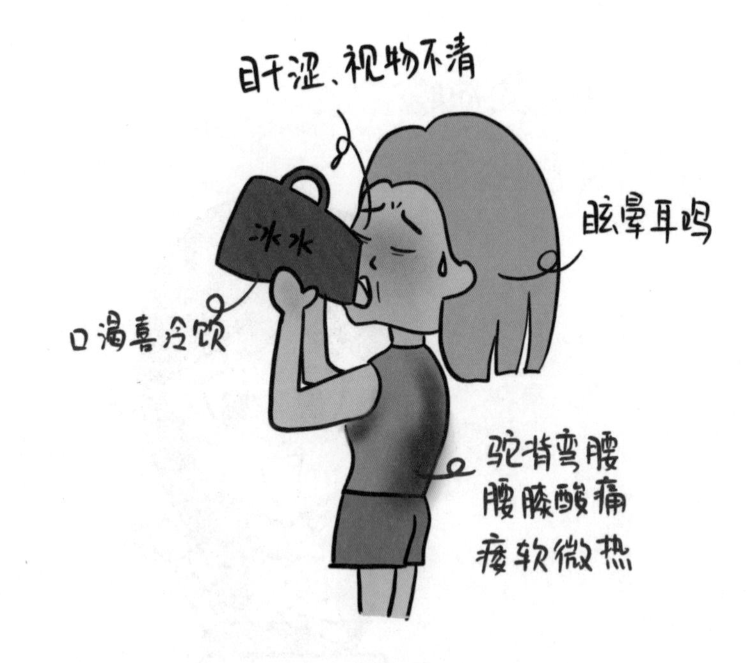
目干涩、视物不清
眩晕耳鸣
冰水
口渴喜冷饮
驼背弯腰
腰膝酸痛
痿软微热

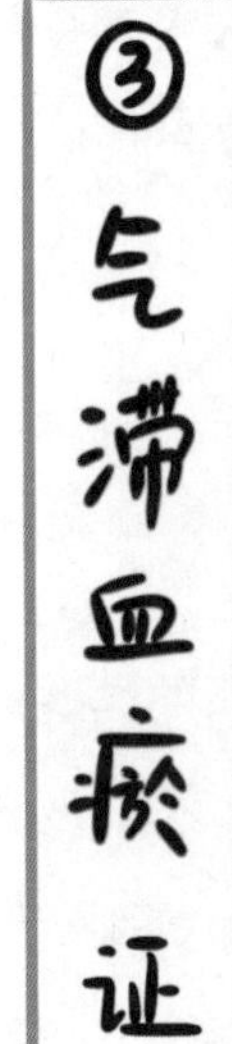
③气滞血瘀证

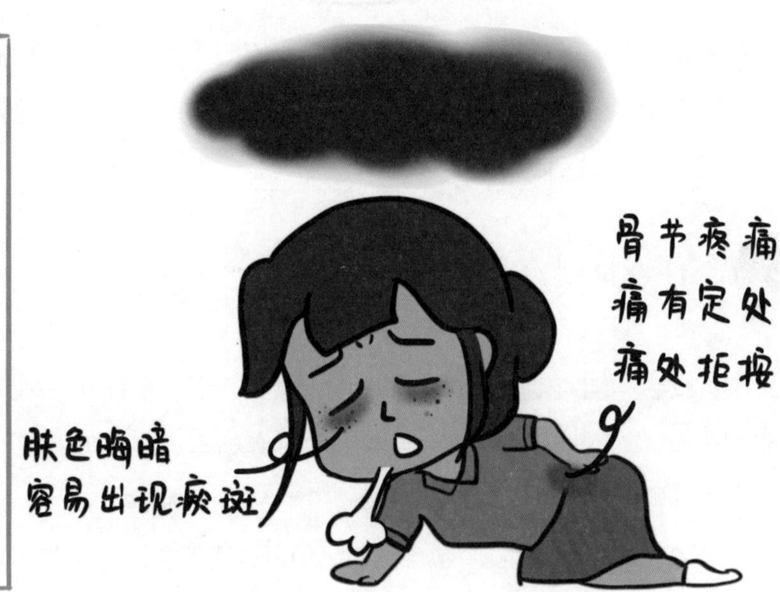
骨节疼痛
痛有定处
痛处拒按
肤色晦暗
容易出现瘀斑

七、素食者如何吃

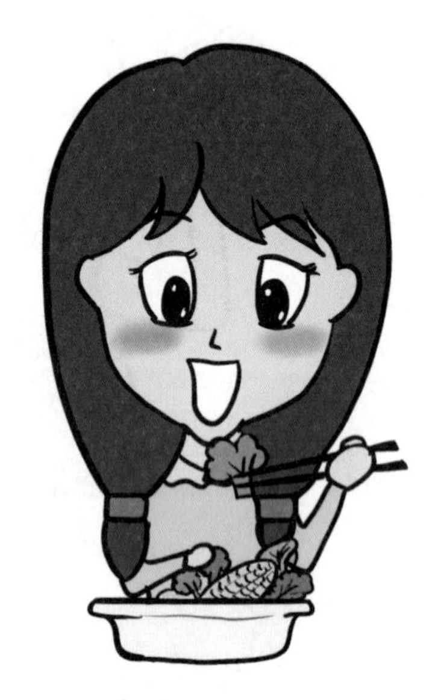

随着保护环境、健康饮食、减肥美容等原因，越来越多的人加入素食行列，素食风潮逐渐盛行起来，成为一种新兴的饮食时尚。素食对骨骼的影响如何？如何吃素，才能吃出“骨坚强”？

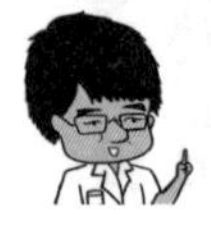

什么叫素食者?

根据饮食中回避动物性食物的程度可以将素食饮食分为下列几种类型：①绝对素食。饮食中回避所有动物性食物，包括畜、禽、鱼、蛋、奶类及乳制品，也不吃以动物性食品为原料的加工产品，如用猪油、黄油、蛋清制作的食品。②乳-蛋素食。饮食中包含乳制品和蛋这两类动物性食物，其中又可分为乳素食者和蛋素食者，乳-蛋素食者在所有素食者人群中数量最多。③半素食。仅回避动物性食物中的红肉（畜肉），饮食中可包含蛋、奶、鱼类和禽类等动物性食物。

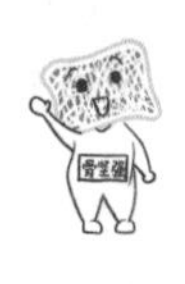

素食者主要缺乏与“骨坚强”相关的哪些营养物质?

1. 蛋白质缺乏

动物类食物如蛋、奶、畜、鱼等均饱含优质蛋白质，与人体蛋白质组成的模式接近，但植物性食物中的大多数蛋白质消化吸收率低，并且必需氨基酸的组成不如动物性食物蛋白质那样平衡、全面，导致必需氨基酸供给不足。

小贴士

优质蛋白又称高生物价蛋白质。指能蛋白质中的氨基酸利用率高，各种氨基酸的比率符合人体蛋白质氨基酸的比率，产生代谢废物如氨、尿素等。这类食物有蛋清、家禽、鱼等；另一类为低生物价蛋白质，又称非优质蛋白质，含必需氨基酸较少，如米、面、水果、豆类、蔬菜中的植物蛋白质。

2. 钙缺乏

植物性食物中含有较高的草酸和植酸，食物中的钙易与植酸和草酸结合形成难溶性钙盐，影响其利用，故植物性食物中的钙吸收率很不理想。乳与乳制品含钙丰富，而且吸收率高。而素食者钙的主要来源是蔬菜和豆类，但这些食物中钙的吸收又受草酸、植酸的影响，吸收率较低，所以素食者容易缺钙。

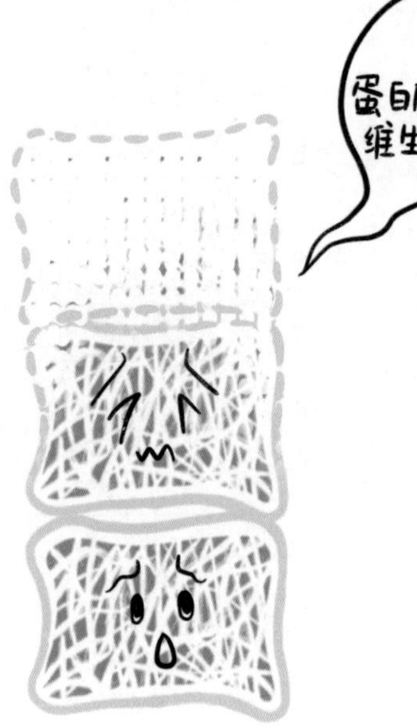

3. 维生素D缺乏

维生素D的主要来源是鱼、蛋黄、动物肝脏、乳制品，但这些食物都被素食者拒之门外。另外，植物性食品中的钙，容易与大量脂肪酸结合成不溶性的皂化物而从粪便排出，尤其以含不饱和脂肪酸多的油脂更为明显，从而引起脂溶性维生素（维生素D）的丧失，致使素食者缺乏维生素D。

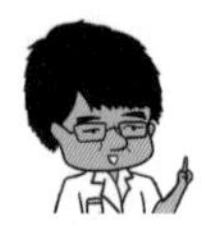

素食者如何吃出“骨坚强”？

常见富含钙、蛋白质的素食（以每100克可食部计）

类别	食物名称	蛋白质/克	钙/毫克
干豆类及豆制品	黄豆	35.0	191
	黑豆	36.0	224
	青豆	34.5	200
	腐竹	44.6	77
	豆腐干	16.2	308
	豆腐丝	21.5	204
	绿豆	21.6	81
	芸豆（杂、带皮）	22.4	349
	蚕豆（烤）	27.0	229
坚果、种子类	松子（炒）	14.1	161
	杏仁（原味全部）	21.3	248
	棒子（炒）	30.5	815
	花生仁（炒）	23.9	284
	芝麻（白）	18.4	620
	芝麻（黑）	19.1	780
奶类及乳制品	牛乳粉（多维奶粉）	19.9	1797
	全脂牛奶粉	20.1	676
	酸奶（高蛋白）	3.2	161
	奶酪	25.7	799
	奶豆腐（鲜）	46.2	597
蛋类及蛋制品	鸡蛋	13.3	56
	鸡蛋白	11.6	9
	鸡蛋黄	15.2	112
	鸡蛋粉（全蛋粉）	43.4	954
	鸭蛋	12.6	62
	鹌鹑蛋	12.8	47

1. 每日饮用奶类

我国居民的膳食是低钙高磷膳食结构，膳食中普遍缺钙，特别是素食者。在天然食物中，牛奶的钙含量高，而且容易吸收，被认为是最好的钙源。长期足够的牛奶摄入是保证人体终生足够钙摄入、预防骨质疏松的重要膳食措施。此外，牛奶预防骨质疏松的作用与激素的作用机制不同，牛奶会降低骨转换，这对防治女性绝经后的骨质疏松有重大意义。

2. 每日吃大豆及其制品

大豆及其制品含钙量较多，是物美价廉的补钙食品。另外，大豆中大豆异黄酮的含量较高，它是具有类似雌激素作用的生物活性物质，对处于更年期综合征的素食女性预防骨质疏松有一定的作用。

3. 多吃蔬菜、水果

蔬菜水果中含有丰富的矿物质（如钙、钾、镁）、维生素（如维生素C和维生素K）、植物化学物质（如植物雌激素）等多种可影响钙的吸收或骨重建

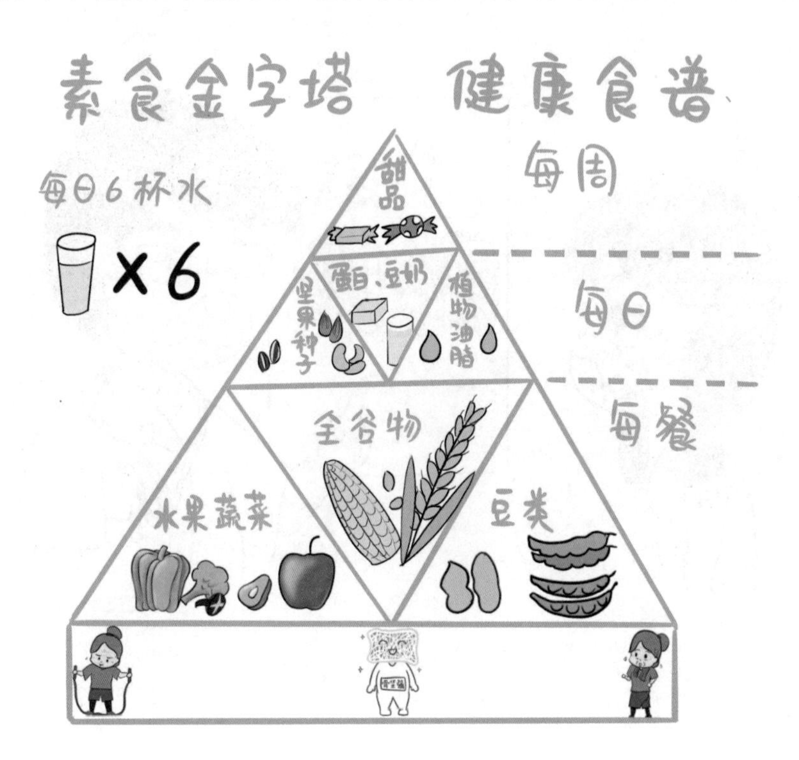

的营养成分，可促进骨骼健康，有利于防治骨质疏松症。另外，蔬菜水果中存在着大量的抗氧化剂（如类胡萝卜素），可清除自由基，缓解氧化应激，减缓骨质流失。

4. 少吃膳食纤维过多的粗粮、杂粮和含草酸高的食物

如菠菜、冬笋、茭白等。

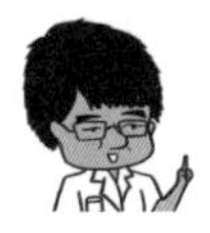

素食者饮食还有哪些注意事项?

建议清淡少盐膳食。钠的摄入增加会使尿中钙排出量增加，骨密度降低，故不宜过多摄入酱油、咸菜、味精等高钠食品。脂肪摄入过多导致游离脂肪酸过多，与钙结合成不溶性的钙皂，可以从粪便中排出。素食者选取的植物食材的风味通常较为清淡，但有些素食者为了满足口味需求，会在烹调时加入大量的油脂、盐和调味品，虽然没有动物原料，却含有相当高的油、盐及增味剂。

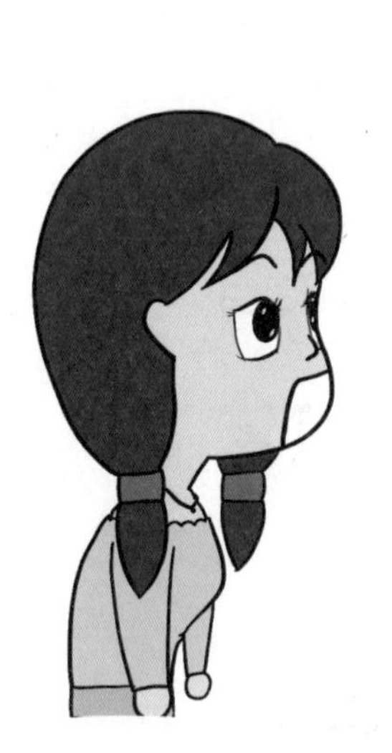

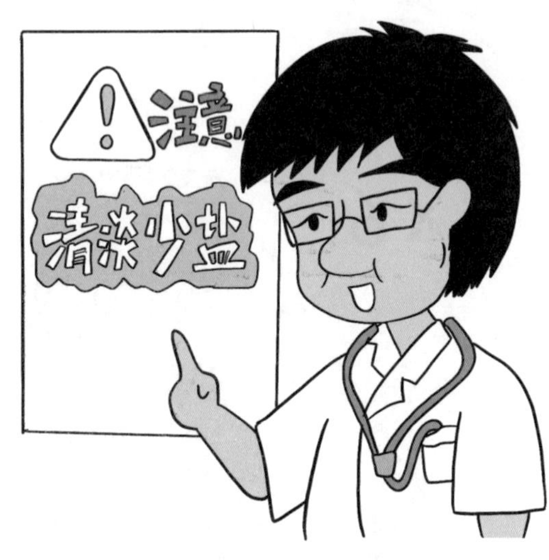

八、特殊患病人群怎么吃

骨质疏松症除了原发性骨质疏松症，包括前面介绍的绝经后骨质疏松症、老年性骨质疏松症，还有继发性骨质疏松症。继发性“骨松君”是由于疾病或药物等原因所致的骨量减少、骨微结构破坏、骨脆性增加和易于骨折的代谢性骨病。不同于之前介绍的“骨松君”，继发性“骨松君”是由于其他因素诱发的骨质疏松症。

原发性
老了，绝经了啊
骨松君
继发性
疾病、药物可以帮我作案~

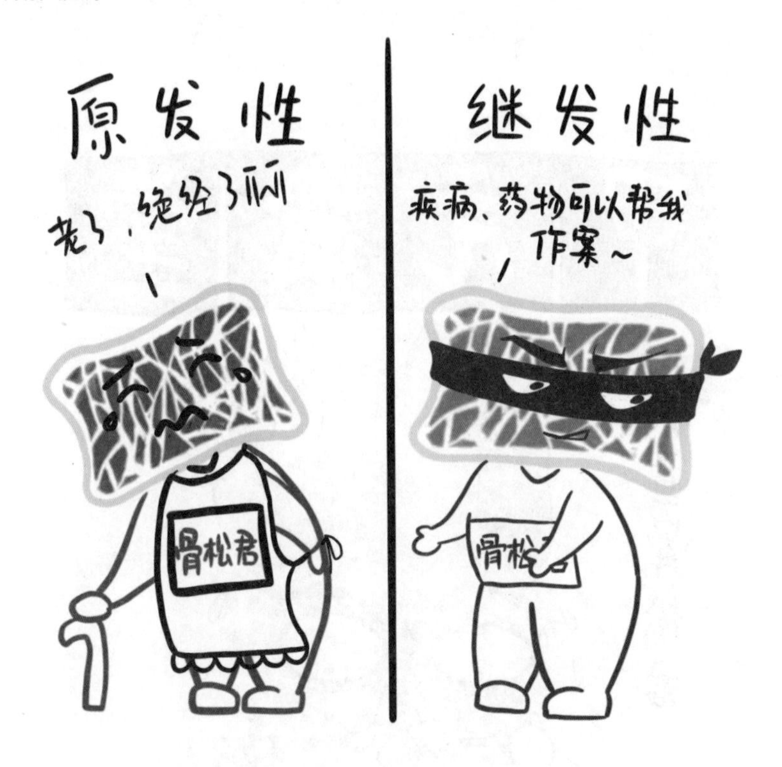

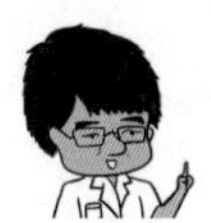

继发性“骨松君”如何分类?

常见的继发性“骨松君”原因有：甲状腺功能亢进症（简称甲亢）、甲状旁腺功能亢进症（简称甲旁亢）、库欣综合征、糖尿病、性腺功能减退症、类风湿关节炎和消化系统疾病等。

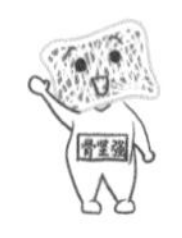

甲亢患者怎么吃?

甲亢骨质疏松患者基础代谢率显著加快，糖类、蛋白质、脂肪、维生素分解加速，为防止钙、蛋白质、维生素和无机盐等参与骨代谢营养素的流失，应适当摄入高热量、高蛋白、高碳水化合物、高维生素食物。进餐总量应结合个人饭量制定，比正常人可多摄入30%~60%，采用多次加餐形式，每日5~6次，避免一次性摄入过多，增加肠胃负担。

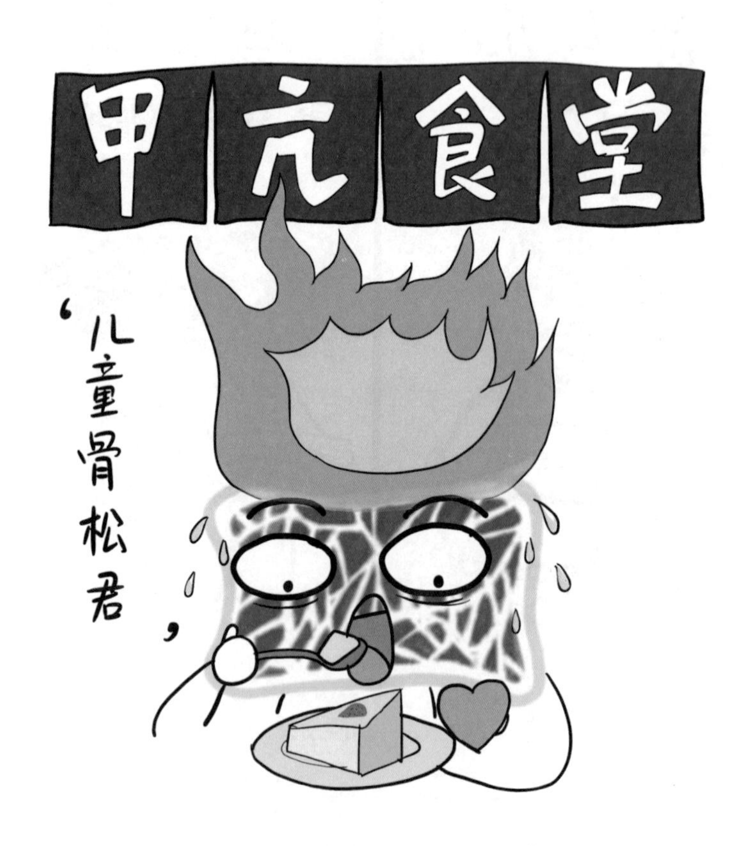

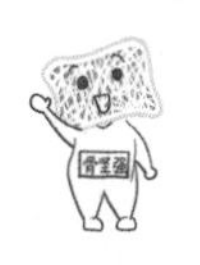

甲旁亢患者怎么吃?

因高磷血症对甲状旁腺有刺激作用，故甲旁亢患者饮食原则为低磷高钙饮食（钙摄入量为每日0~1.2克），磷主要来源于食物，一般来说含钙高的食品含磷也高，如排骨、虾皮等，但是降低磷的摄入又往往会引起血钙下降，诱发骨质疏松。所以理想的饮食应提高钙含量降低磷的含量。高磷食物包括牛奶、奶酪、各类乳制品、冰淇淋、麦片、豆制品、巧克力和葡萄干，蛋黄、动物内脏（如脑、肝、肾）、骨髓、坚果（如花生、杏仁、南瓜子等）含磷较多，应避免多食。含磷低的食物有藕粉、粉条、白菜、卷心菜、蛋清、芹菜、菠菜、西红柿、瓜类、甘蔗等。另外，通过限制蛋白质的摄入也可达到低磷的目的。也可以通过改变烹调方法来降低食物中的磷，在烹调鱼和瘦肉时，用水煮一下捞出，再进行热炒，能够降低鱼、瘦肉的含磷量。必要时在专业医生的指导下口服维生素D，严重时，可静滴。

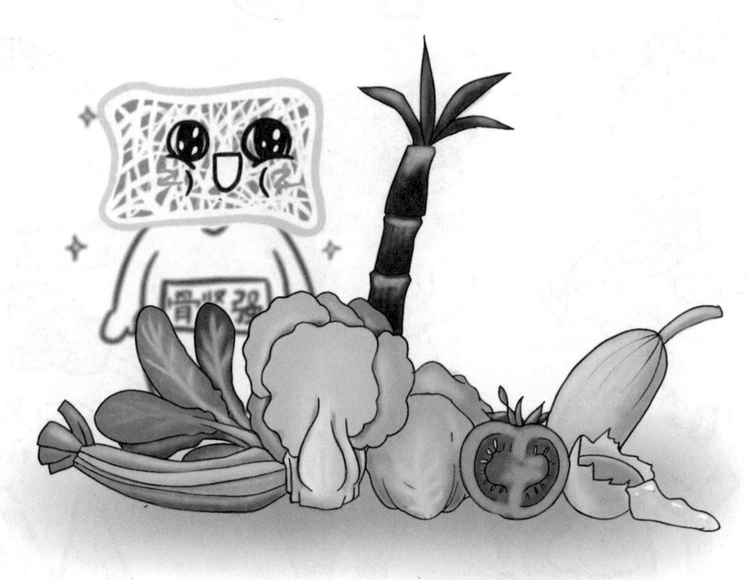

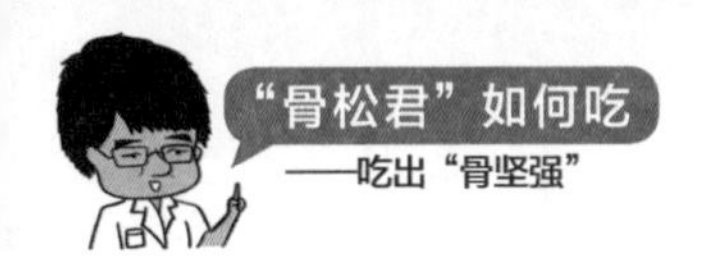

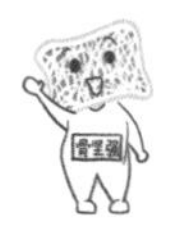

库欣综合征患者怎么吃?

因库欣综合征会造成脂代谢障碍从而引起进行性向心性肥胖，呈满月脸，下颌、颈、背部、腹部脂肪堆积，颈背部皮下脂肪堆积，表现为“水牛背”。故营养饮食原则：①少摄入脂肪，尤其是含饱和脂肪酸与氢化脂肪酸食品，如各种家禽及家畜皮、猪绞肉、牛绞肉、肥肉、奶油、人工奶油、全脂奶、油炸食物、中西式糕饼，以及油煎和含糖量高的食品。②戒白酒等刺激性饮料，多吃蔬菜、水果、纤维性食物，多喝水。③摄入优质蛋白，如鱼肉、蛋白、豆、坚果。必要时在医生指导下服用钙片和综合维生素。

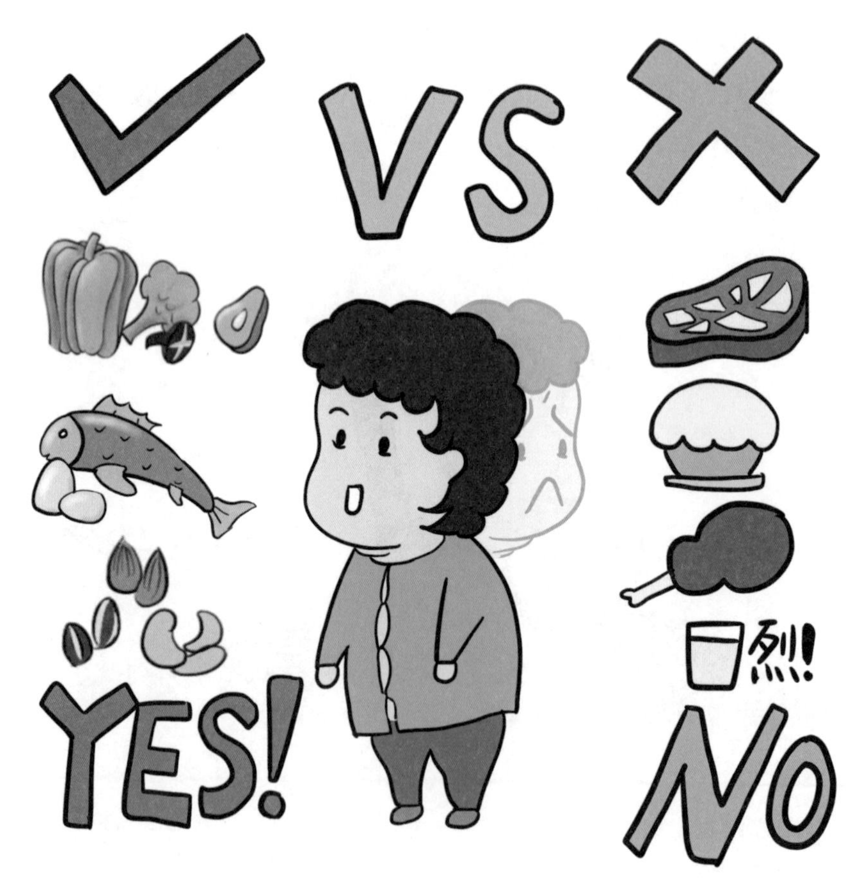

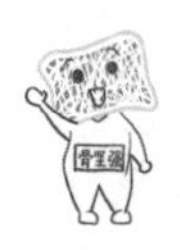

糖尿病患者骨质疏松怎么吃?

在糖尿病发病过程中，患者会出现骨量减少、骨骼微结构破坏、骨骼脆性增加，以及糖尿病各种慢性并发症均可能影响骨量和骨质量。1型糖尿病（T1DM）患者通常骨密度减低；2型糖尿病（T2DM）患者骨量可能不低，但骨强度下降，同时糖尿病患者跌倒的风险增加。某些抗糖尿病药物可能对骨骼有副作用。综合来看，糖尿病患者在骨质、骨量方面会有不同程度的减少，增加骨质疏松的发生和骨折风险。

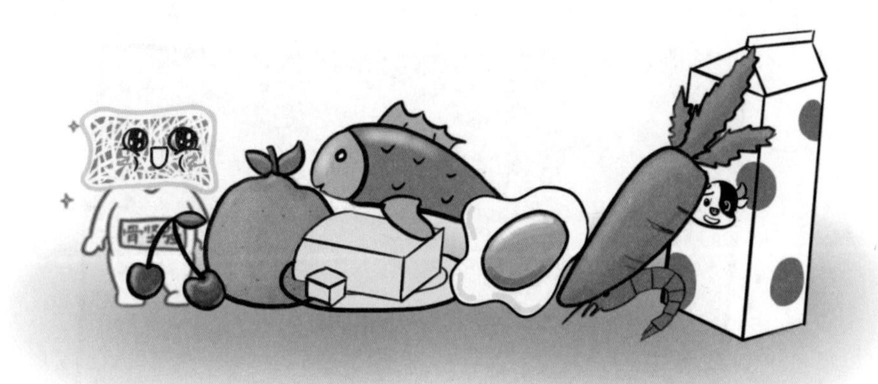

1. 有效控制血糖

针对糖尿病病情的控制，有效、良好地控制血糖是基础。理想的血糖水平可以减少血糖异常所带来的代谢紊乱，避免对骨骼的影响，进而减低跌倒的风险。对1型糖尿病患者应积极应用胰岛素强化治疗，严格控制代谢紊乱和高血糖症；对于2型糖尿病患者，要加强血糖监测，如口服降糖药物效果不理想，应尽早调整用药，包括尽早应用胰岛素控制病情，纠正代谢负平衡。在日常生活的调摄方面，必须严格控制血糖水平及规律用药控制血糖。

2. 合理膳食、平衡营养

饮食控制对于糖尿病患者治疗是基础，良好的饮食习惯，特别是蛋白质营养的摄入，足量的钙、磷、镁等矿物质的摄入，有助于骨骼的形成和避免骨质的丢失。

3. 充足的维生素营养

糖尿病的发生与维生素的缺乏有一定的关系。目前在医学上未制定针对糖尿病患者钙和维生素补充的相关指南指导，但是足量的维生素营养，不仅可以改善糖尿病病情，还可以预防骨质疏松及骨折的发生。因此，通过饮食摄取足量的维生素之外，增加日照可以提高皮肤合成维生素的水平，从而预防维生素的缺乏。下图为糖尿病患者钙、镁、磷、锌、维生素C及维生素D营养素每日标准摄入量。

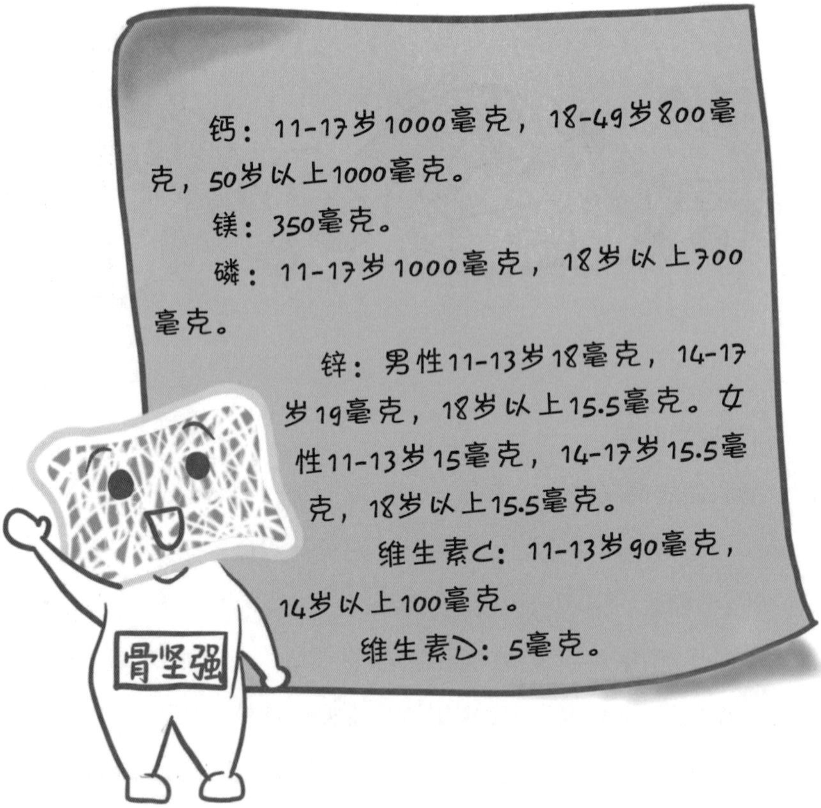

钙：11-17岁1000毫克，18-49岁800毫克，50岁以上1000毫克。

镁：350毫克。

磷：11-17岁1000毫克，18岁以上700毫克。

锌：男性11-13岁18毫克，14-17岁19毫克，18岁以上15.5毫克。女性11-13岁15毫克，14-17岁15.5毫克，18岁以上15.5毫克。

维生素C：11-13岁90毫克，14岁以上100毫克。

维生素D：5毫克。

骨坚强

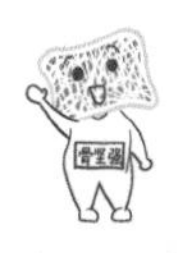

性腺功能减退症患者怎么吃?

性腺功能减退症可见于任何性别，而且病因复杂。不论是原发于睾丸或者卵巢的性腺功能减退，还是由于垂体、下丘脑导致的继发性腺功能减退，患者的骨丢失都很快，而且很容易出现脆性骨折。性激素对于保持骨的正常代谢极其重要，实验证明，雌激素或雄激素的缺乏，均可引起骨质疏松。

在明确诊断该病的情况下，尽早采取综合性治疗，积极治疗原发病。用相关激素替代治疗，改善性激素的不足，给予长期激素替代治疗，在一定程度上可预防各种并发症的发生。对于年轻女性，需补充适量的雌激素或孕激素；男性则应补充雄激素。必要时，可同步口服抗骨质疏松药物。对于出现严重骨质疏松症的患者，在补充钙剂基础上，给予骨化三醇–活性维生素D_3、二磷酸盐促进钙的吸收并防治骨丢失。但对于年龄较大的女性就诊患者，在应用雌激素治疗的同时，应详细询问患者是否有肿瘤家族病史，防止其副作用发生。

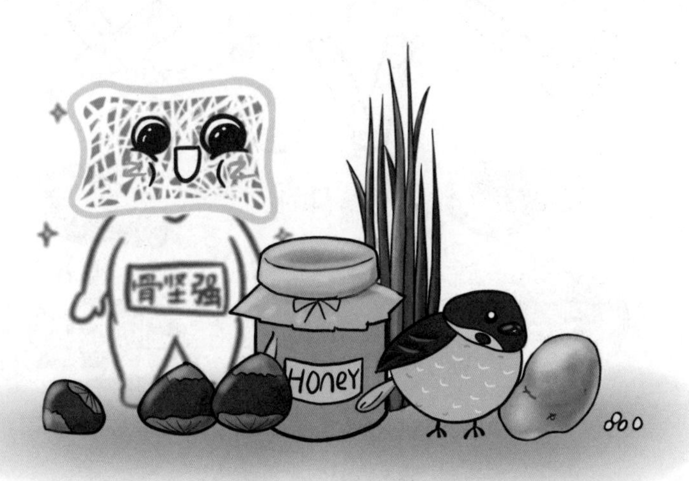

在膳食方面，营养均衡是应遵循的原则，一日三餐中应做到饮食多样。保证各种维生素、微量元素的供给，尤其是粗粮、薯类、奶类、蛋类、瘦肉、海产品等食物。另外，积极良好的心态、愉悦的环境及适量的运动，都有助于性腺功能减退症的康复及预防骨质疏松的发生。

食物是天然的保健品，具有上述作用的食物有海虾、鸽子、韭菜、核桃、芝麻、动物内脏、桑葚、甲鱼肉、乌骨鸡、羊奶、牡蛎、蚌肉、乌贼、黑豆、蜂蜜、黄鳝、泥鳅、羊肉、栗子、白鸭肉等。平时可多食用肉苁蓉粥、生地黄精粥，亦可食用肉苁蓉清炖羊肉、杜仲爆羊肾、虾仁炒韭菜、羊肾黑豆汤、核桃仁炒韭菜等来改善性腺功能和增强体质，均有一定的效果。

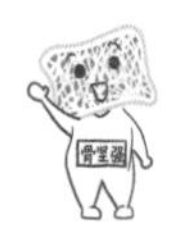

类风湿关节炎患者怎么吃?

类风湿关节炎引起的骨质疏松可分为局部的和全身的。局部的骨质疏松是由于患病关节的疼痛、关节功能受限引起的废用性萎缩，以及关节周围血运障碍而造成的。全身性骨质疏松的原因被认为与钙摄入不足、低营养饮食、日晒时间少、年龄的增加及使用含激素的药物有关。

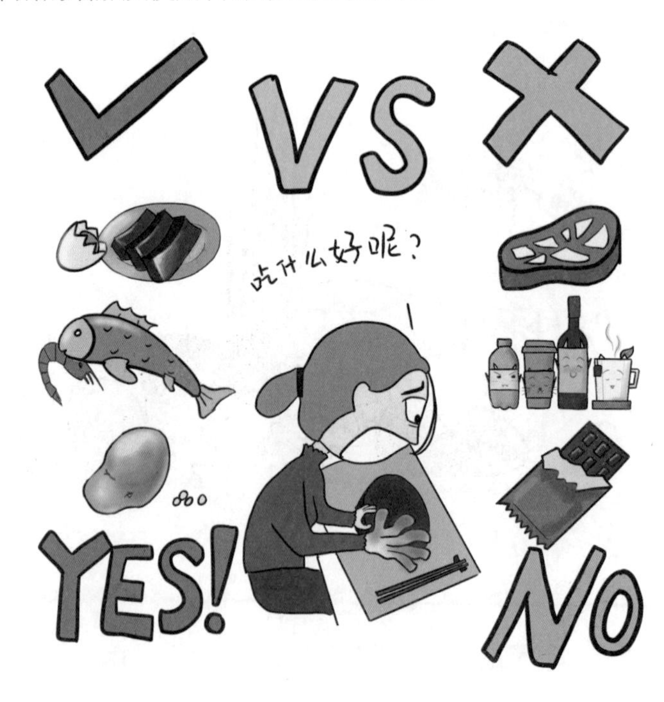

类风湿关节炎在红、肿、热、痛急性期时，忌吃辛热燥火的姜、辣椒、葱、羊肉等，平日以高蛋白、中脂肪、低糖、高维生素、中热量和低盐食物为主。少量多餐，少吃刺激性食物，多吃可口易消化的食物。膳食中碳水化合物、蛋白和脂肪的比例以3：2：1为合适。需要注意的是类风湿关节炎要避免加重病情的饮食，少食牛奶、羊奶等奶类和花生、巧克力、小米、干酪、奶糖等含酪氨酸、苯丙氨酸和色氨酸的食物，少食肥肉、高动物脂肪和高胆固醇食物，少食甜食，少饮酒、咖啡和茶等饮料，注意避免被动吸烟，少食或忌食芹菜和香菇。可适量多食动物血、蛋、鱼、虾、豆类制品、土豆、鸡肉及牛腱子肉等富含组氨酸、精氨酸、核酸和胶原的食物等。

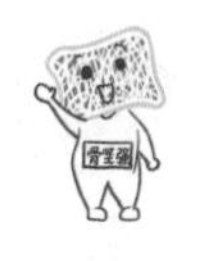

消化道疾病患者怎么吃?

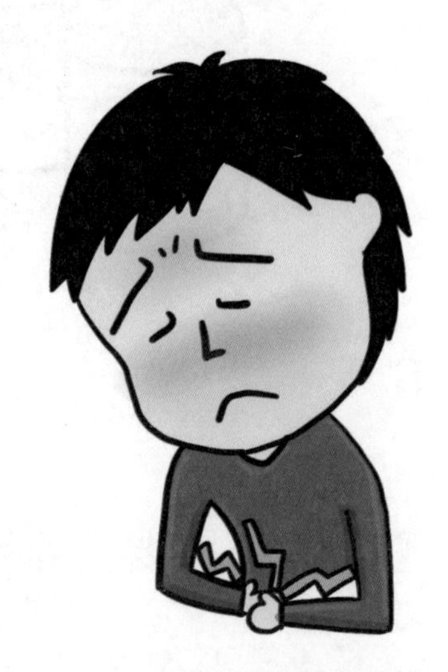

消化道疾病可以引起人体消化与吸收不良，造成钙、维生素D的吸收减少，从而导致骨质疏松，因此患有消化道疾病的患者要遵循规律饮食，定时定量，少食多餐，七分饱的原则。在保证蛋白质、钙、维生素D和其他参与骨代谢等物质摄入的基础上，可挑选容易消化的食物，并在医学专业的建议下服用补充剂，补充剂的剂型以肠胃好吸收为优选条件，必要时可通过其他方式补充，如静滴。

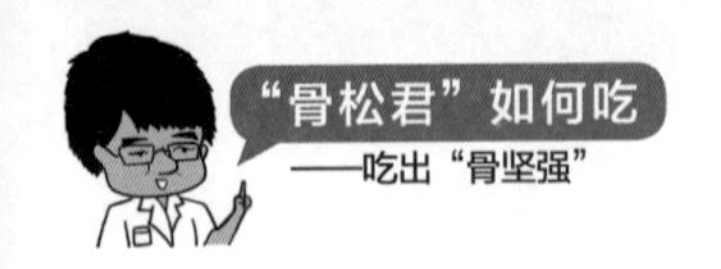

九、营养补充剂怎么吃

目前，随着健康意识的提升，各种保健品、营养补充剂也应运而生、琳琅满目，那么保健品中哪些是和“骨坚强”相关的，该如何吃呢？

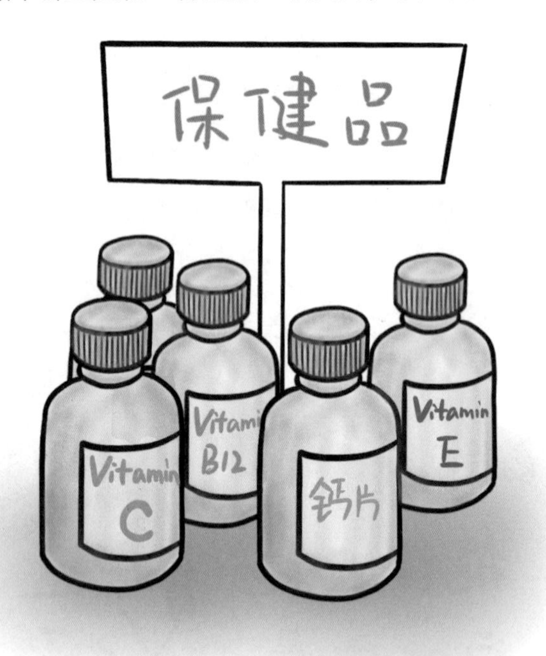

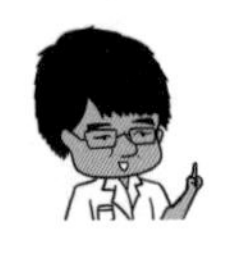

哪类人群需要营养补充剂？

以下几类健康人群需要营养补充剂：新生儿，换牙期儿童，妊娠、哺乳期、更年期妇女，经骨密度测定及超声骨强度检查确定患有骨质疏松症的中老年人等。其他健康的人群钙质的来源与吸收完全可以从正常饮食、每日光照中获得，无需补充。

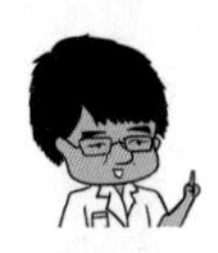

钙、维生素D如何选择?

市面上有很多补钙的产品，究竟选择哪一种才合适？选择钙剂应考虑以下原则：①元素钙含量高；②钙源安全性和可靠性高；③有充足的临床研究证据；④服用方便；⑤性价比高。

液体钙：是用软胶囊包装的油溶液，整粒吞服，与葡萄糖酸钙等口服溶液不同。由于固体钙必须经过胃酸分解，使钙从复合物中游离出来，释放成一种可溶性离子化状态，才能便于吸收。所以一般固体钙都会存在伤胃的隐患，并有嗳气、反胃等不适。相比较而言，液体钙由于钙离子游离程序更简单、直接，更易吸收。液体钙适合老年人群。

不同钙剂元素钙含量

化学名	元素钙含量/%
碳酸钙	40.00
磷酸钙	38.76
氯化钙	36.00
醋酸钙	25.34
枸橼酸钙	21.00
乳酸钙	18.37
葡萄糖酸钙	9.30
氨基酸螯合钙	20.00

（摘自《中国居民膳食营养素参考摄入量速查手册》，中国标准出版社，2014）

钙镁片：镁是人体常量元素，是骨细胞结构和功能所必需的元素，对促进骨形成和骨再生，维持骨骼和牙齿的强度和密度具有重要作用。在慢性腹泻、蛋白质供给不良的情况下会导致缺乏。适合一般需要补充钙和镁的人群。

钙铁锌片：铁与锌是人体的微量元素。铁具有以下生理功能：一是参与体内氧的运送和组织吸收过程，二是与红细胞的形成和成熟有关等作用。锌有以下生理功能：一是酶的组成成分，二是促进生长发育，三是促进性器官和性功能的正常发育，四是促进食欲，五是促进维生素A的代谢和生理作用，六是参与免疫功能调节。生长发育期的儿童、孕妇和乳母对铁和锌的需要量较大，但吸收率低，故容易造成铁缺乏。因此钙铁锌片适合青少年儿童、孕妇和乳母服用。

氨糖软骨素钙片：是由氨基葡萄糖、硫酸软骨素、黑蚂蚁短肽、植物钙、红曲米等主要成分组成，具有修复骨关节软骨，改善关节炎，润滑关节，增加骨密度，活血通络等作用的营养膳食补充剂。适合关节磨损、有炎症的人群。

维D钙片：维生素D具有以下生理功能，一是调节血钙平衡，促进骨的钙化和骨骼钙的动员；二是促进小肠钙和磷的吸收转运；三是促进肾小管对钙、磷的重吸收。有研究表明，维生素D_3可以使进入体内的钙吸收率提高30%~80%。所以维D钙片能更好地促进钙的吸收，适用于所有需要补钙的人群。

《中国居民膳食指南》中不同人群维生素D补充剂量

0~18岁	10微克	400 IU
18~65岁	10微克	400 IU
65岁以上老年人	15微克	600 IU
孕妇	10微克	400 IU
乳母	10微克	400 IU

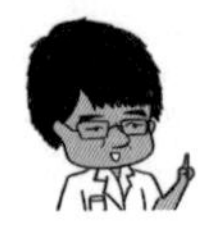

蛋白质如何补充?

蛋白质是骨骼有机质的重要组成部分，是形成骨的内部支架。若蛋白质缺乏，会影响骨基质合成，进而影响新骨的生成。蛋白质还可以与钙结合成为可溶性复合物，利于钙的吸收。蛋白质营养低下，可导致胰岛素样生长因子缺乏，抑制骨形成。

蛋白粉适合蛋白质摄入不足人群，如乳母、素食者、老年人等。蛋白粉是一种营养补充剂，健康的成年人无需补充蛋白粉，通过日常膳食就能满足机体对蛋白质的需求。乱吃蛋白粉，可能导致蛋白质摄入过量，使人体处于一种“高蛋白负荷”的状态，加重肝肾负担。

食用蛋白粉要注意以下事项：一是蛋白粉不宜空腹吃；二是不要与酸性饮料一起吃，否则会影响消化吸收；三是吃乳清蛋白粉时不可过度加热，否则会破坏其营养成分；四是蛋白粉进食过量会增加肝肾负担。

十、药膳怎么吃

药膳发源于我国传统的饮食和中医食疗文化，是将中药与某些具有药用价值的食物相配而做成的美食。它“寓医于食”，既将药物作为食物，又将食物赋以药用，药借食力，食助药威，二者相辅相成，相得益彰，既具有较高的营养价值，又可防病治病、保健强身、延年益寿。

骨质疏松症属于中医“骨痿”范畴，合理利用营养药膳的积极作用，辨证施膳，调理体质偏颇，调节骨质代谢，有利于防治骨质疏松。

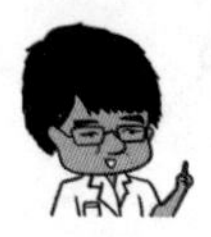

不同人群选择药膳有何依据?

在预防和治疗骨质疏松症时可结合个体的体质特点采用因人制宜、因时制宜的个体化防治措施。中医体质学说认为，体质决定是否发病，决定对某种致病因素或疾病的易感性，决定疾病的证型，也决定疾病的传变与转归，因此掌握个体的体质十分重要。现代医家多从临床角度，采用多项体质指标，设计出多种不同的分类方法，其中最有代表性，且被大多数医家认可的是王琦教授的九分法。依据王琦教授体质辨识法，人群的体质可以分为九类，分别是：平和质、阳虚质、阴虚质、气虚质、气郁质、血瘀质、痰湿质、湿热质、特禀质。

不少研究认为在骨质疏松症人群中，阴虚质、气虚质、阳虚者、血瘀质的构成比明显高于正常人群。在严重骨质疏松症患者中阳虚质所占比例最高，其次是瘀血质和阴虚质。在年龄分层方面，早期主要以阴虚质、气虚质为主，后期阳虚质、血瘀质增加。中医体质学说认为，体质可分、体质可调，所以在辨识自己体质的基础上，从改善体质入手，骨质疏松人群可针对性地干预病理状态，为打造“骨坚强”创造条件。

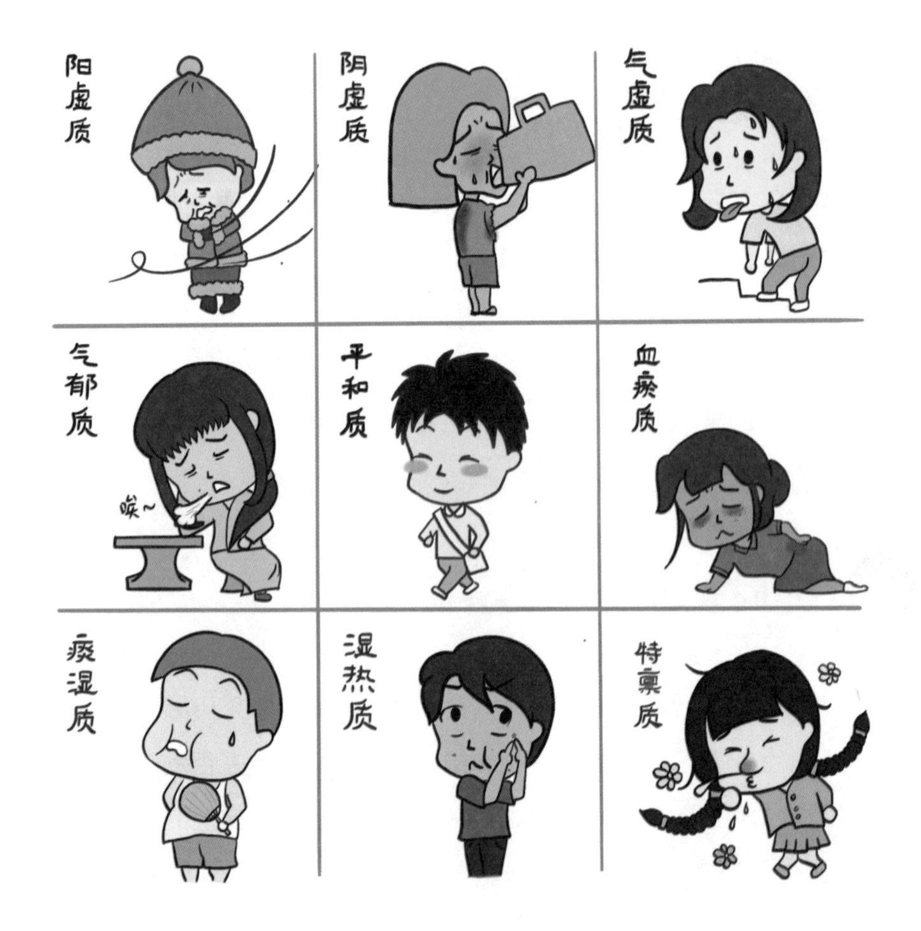

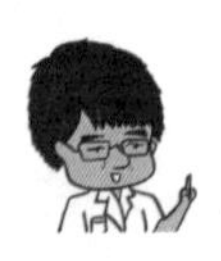

服用药膳有什么注意事项?

饮食总原则强调合理均衡、品种多样，尽管某一体质适合吃某些食物，但是切不可踏入偏嗜单一重复食物的误区，所谓过犹不及。反复进食单一重复的食物很可能导致人体的气血阴阳出现新的偏颇。正确的饮食，应该是不同偏性、不同营养成分的食物，均可适当食用，然后根据自身体质特点适当增加可以起平衡作用的食物，最终目的是使得人体气血阴阳平衡，增强体质，预防疾病的发生发展。

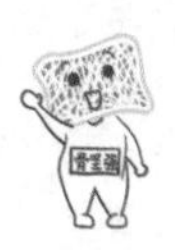

防治“骨松君”药茶怎么喝?

关于骨质疏松的饮食原则提到，平常所讲的茶，例如红茶、绿茶、普洱茶等，对骨质疏松起到双刃剑的作用，一般来讲，因为茶中含有的茶多酚、茶黄素有利于防治骨质疏松，所以可以适当喝茶，但是喝过多的浓茶反而有害无益。这里，我们要谈的是中药药茶。中药药茶则是从扶正祛邪、平衡阴阳的角度，通过促进自身调节防治骨质疏松。中药药茶通常是以非动物类药材加清水煎煮，相对于需要加用肉类久煮的药膳来讲，可以避免摄入过多油脂或嘌呤。目前，人群中高血压、高血糖、高血脂、高尿酸等患者日益增多，此类人群更适合采用药茶进行调养防病。

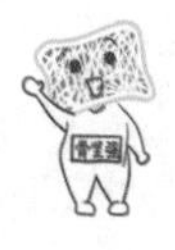

防治“骨松君”药酒怎么饮用?

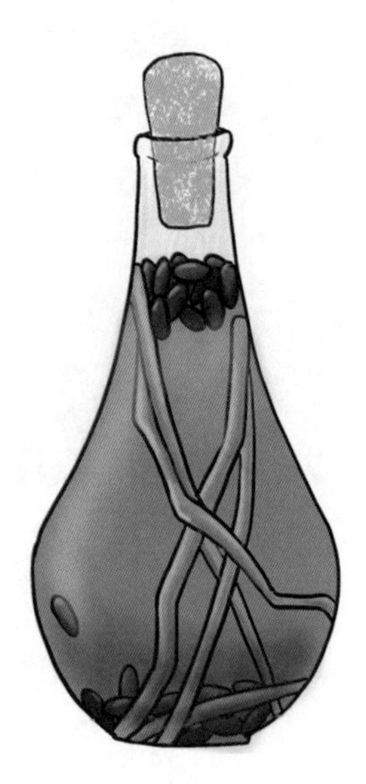

中国老年学学会骨质疏松委员会《中国人群骨质疏松症防治手册（2013版）》及原卫生部办公厅印发的《防治骨质疏松知识要点》均明确提出防治骨质疏松应避免过量饮酒。长期过量饮酒是骨质疏松的高危因素。酒精可通过多种途径最终导致骨量减少，促成骨质疏松的发生发展。当然，防治骨质疏松并非滴酒不沾，而是应该限制酒量。原卫生部办公厅印发的《防治骨质疏松

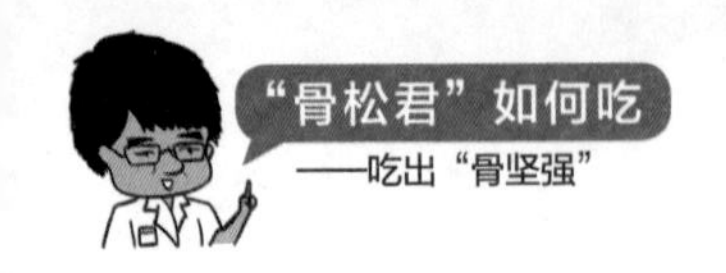

知识要点》中提示，每日饮酒量应当控制在标准啤酒570毫升、白酒60毫升、葡萄酒240毫升或开胃酒120毫升之内。

1. 制作中药药酒是传统中医药养生治病的方法之一

中医认为，酒具有活血通脉、舒筋活络、化瘀止痛、振奋精神、温经散寒等作用。酒作为溶媒与中药合用泡制药酒，可以起到药引作用，引药入经，直达病所，药物的有效成分溶解在酒中可以更好地发挥定向治疗作用，提高中药的养生治病效果。此外，中药药酒制备完成后服用方便，一次制备可供较长时间的多次少量服用，简便易行的方法有利于坚持，最终达到养生治病的目的。中医学认为肾精不足是导致骨质疏松的关键，肾主骨生髓，肾所藏之精可以化生骨髓，髓藏于骨腔之内，滋养骨骼，肾精足则筋骨强健有力。因此，浸泡药酒用于防治骨质疏松，多选择具有补肾作用的中药材，根据不同体质可选择不同配伍，可咨询中医师进行调配，以下提供两款参考药酒。

（1）补肾壮骨酒

材料：人参20克，当归30克，熟地黄30克，枸杞子30克，鸡血藤50克，桑葚30克，女贞子30克，黄精30克，山茱萸25克，龟板胶25克，鹿角胶25克，蛤蚧10克，仙茅25克，补骨脂25克，杜仲30克，乌梢蛇5克，续断30克，金狗脊25克，五加皮25克，桑寄生40克，独活25克，怀牛膝25克，丹参40克，海马5克，红花25克，冰糖400克，白酒4升。

制备：先将冰糖捣碎，溶入白酒中，再将龟、鹿二胶烊化后拌入酒内，蛤蚧去头足研碎，与其他药物一起投入酒中浸泡，每日搅拌1～2次，半月后便可分次取出饮用。

用法：一般每日2次，餐中或餐后服用15毫升。

功效：益气血、填精髓、祛风湿、壮筋骨。适用于因骨质疏松症所导致的慢性筋骨疼痛、腰膝酸软无力者。

（2）强筋壮骨酒

材料：骨碎补50克，补骨脂50克，杜仲50克，牛膝50克，枸杞子50克，黑大豆50克，胡桃肉20枚，大枣20枚，白酒4升。

制备：大豆炒香，与其他药物共研粗粉，大枣掰碎，装入纱布袋中，扎口，置入白酒中，浸泡15日后，过滤，去渣饮用。

用法：一般每日2次，餐中或餐后服用15毫升。

功效：强筋壮骨。适用于中老年人预防骨质疏松者。

2. 饮用中药药酒的注意事项

中医认为药酒性偏温热，体质偏于阳虚寒凝者较为适宜，通常表现为神疲乏力、肢凉怕冷、腰背酸痛、阳痿滑精等。相反，以下情况则不宜使用：一是内热炽盛者，表现为小便黄赤、大便秘结、口鼻出血、月经鲜红量多等；二是阴虚燥热，表现为手脚心热、夜间盗汗、口干舌燥等；三是肝阳上亢者，表现为头胀头痛、眩晕眼花、肢麻震颤、急躁易怒等；四是伤风外感者，表现为恶寒发热、鼻塞喷嚏、咽痛咳嗽等，在这些情况下则不适合饮用药酒。

中药药酒不能与西药同服，因为酒会影响西药在肝脏的代谢过程，甚至与西药发生相互作用造成危害。患有特定疾病的人群也不宜饮药酒，如胃溃疡、痛风、肝病、肾病等。如果考虑长期饮用药酒，建议大家最好提前咨询专业中医师的意见。

第二章

The second chapter

“骨坚强”不能吃什么

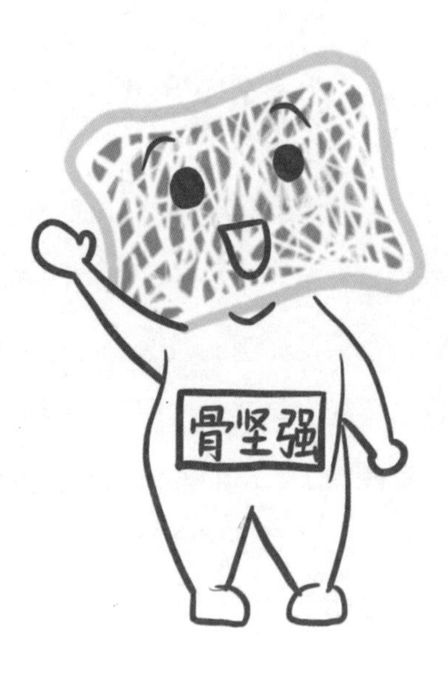

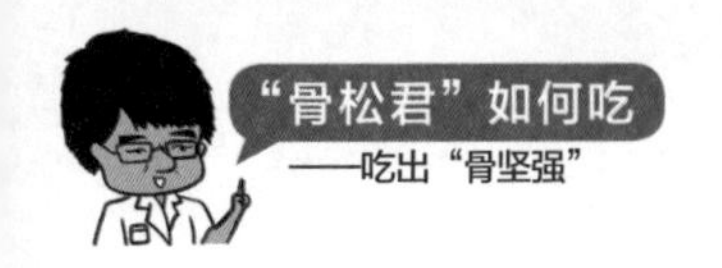

一、不良饮食习惯与"骨坚强"

"'骨坚强'吃什么"教我们如何在30岁之前建好"骨仓"，尽可能实现自己最高的骨峰值，但在漫长的岁月中我们更要学会如何减少骨流失，认清以下危害"骨坚强"的不良饮食习惯，采取措施延缓和减轻骨骼的退化过程。

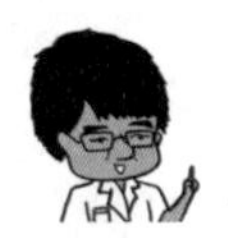

盲目节食减肥

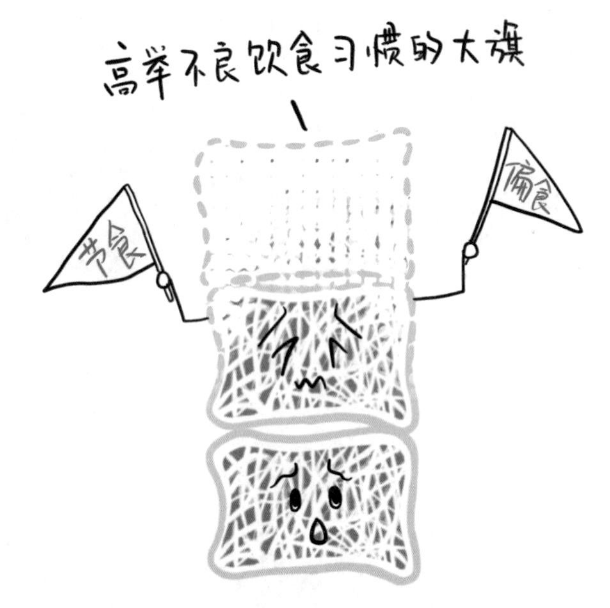

"骨感美"的人群里面最容易发生骨折。现代很多女性动不动就要减肥，拼命地减少饮食的摄入，持续保持体重的减退。这样势必在减肥的过程当中会打乱正常的饮食结构和饮食平衡。其实这样在减去脂肪的同时，也减少了含钙质食物的摄入，也会把骨骼减弱了，从而为日后的骨质疏松埋下隐患。在节食方面，不能一味地减少饮食摄入，而是应合理调配饮食的结构。在预防骨质疏松方面，对于过分苗条的女性朋友来说，适当增加体重无遗也是补钙的一大良药。注意食谱中适当加入含钙的食物，如牛奶、小虾、绿叶蔬菜等，能促进骨的形成，防止骨质疏松，达到稳定骨架的同时还可以保持良好的体态。

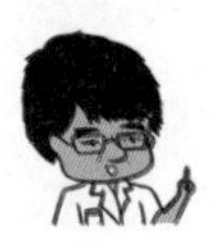

偏食导致营养不均衡

这是骨质疏松的根本原因。钙是骨骼的重要组成部分，钙主要是从饮食中摄入，均衡饮食能促进钙的吸收。食物进入胃肠道的量不足，或者体内对钙的吸收减少，就会引起机体负钙平衡。所以食物的摄入对体内钙是否饱满起着非常重要的作用。要注意均衡饮食，避免过甜或过咸的饮食。吃盐过多，会增加钙的流失。吃糖过多会造成维生素缺乏和缺钙等营养问题，在糖分随尿排出的同时，水溶性的维生素B_1以及血液中的钙离子也会过多排出体外。因此饮食应以清淡的为主，要少吃咸菜、腌制品及过多含糖的甜食。

知识讲解

食盐的主要化学成分为氯化钠。从身体的矿物质平衡来讲，氯化钠可加重钙从尿液中排出，而人体会相应地多吸收钙来补充排尿所丢失的钙。

但是当钙的排出量超过了钙的摄入量时就会引起身体的代偿反应，进而发生骨质流失。所以只要钙摄入达到推荐的水平以上，同时摄入合理的盐，并没有过多的害处。

骨坚强

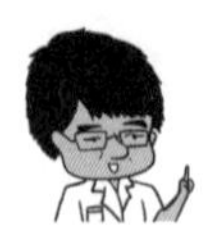

不良嗜好诱发骨质疏松

吸烟、饮酒、多食腌制品，常喝咖啡、浓茶及碳酸饮料等不良嗜好均能促使尿钙排出体外，增加骨钙的丢失，导致骨丢失加快，造成骨质疏松。摄取过量的蛋白质尤其是动物蛋白会增加钙流失，因为过多的鱼、畜、禽肉等酸性食物，易使人体产生酸性体质。于是身体会启动酸碱平衡，调动钠和钙加以中和，这样将会导致钙的大量流失。

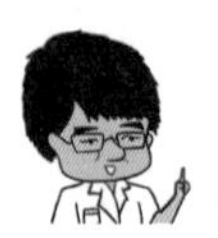

不当的烹饪方式

不恰当的烹饪方式也会影响到体内钙的平衡。如因植酸、草酸、鞣酸等与食物中的钙结合，会降低钙的吸收。所以在做菜时，可将含草酸多的食物过水焯一下，能去掉大部分草酸。大米在水中浸泡后再洗，面粉、豆粉、玉米粉等加发酵剂发酵并延长发酵时间，可在烹饪过程中释放出更多的游离钙及磷，使其更多地吸收进体内。

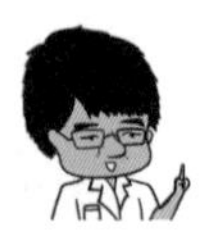

滥用药物

部分药物的长期使用会造成骨质疏松，如糖皮质激素、可的松类药物长期应用导致自发性骨折的发生率为8%~18%；如临床用于抗凝的肝素，若使用超过4个月，即可发生骨质疏松症或自发性骨折；如甲状腺激素能与生长激素协调，促进骨骼的生长发育，但若使用过量，便会造成钙、磷平衡失调，引起负钙平衡，最终引起骨质疏松。故应严格掌握药物使用的适应证及用药剂量和时间。

另外，某些抗癌药、利尿药和抗结核药也会影响骨骼中的钙吸收，最后导致骨质疏松，故应警惕，防患于未然。

二、吸烟与“骨坚强”

吸烟作为不良生活方式之一，已成为严重的公共卫生问题。除了对心肺等脏器的严重损害，吸烟还可导致骨质疏松，明显增加骨质疏松性骨折的危险性。每日吸烟量、吸烟年龄与骨质疏松的发生及其严重程度是成正比的。曾有报道，吸烟的人群比不吸烟人群的骨密度下降了9.7%。

知识讲解
吸烟导致骨密度减低的原理在于烟草中包含许多已知或有潜在毒性的化学物质，如尼古丁、一氧化碳、重金属镉、焦油、亚硝胺、烟碱等。
骨坚强

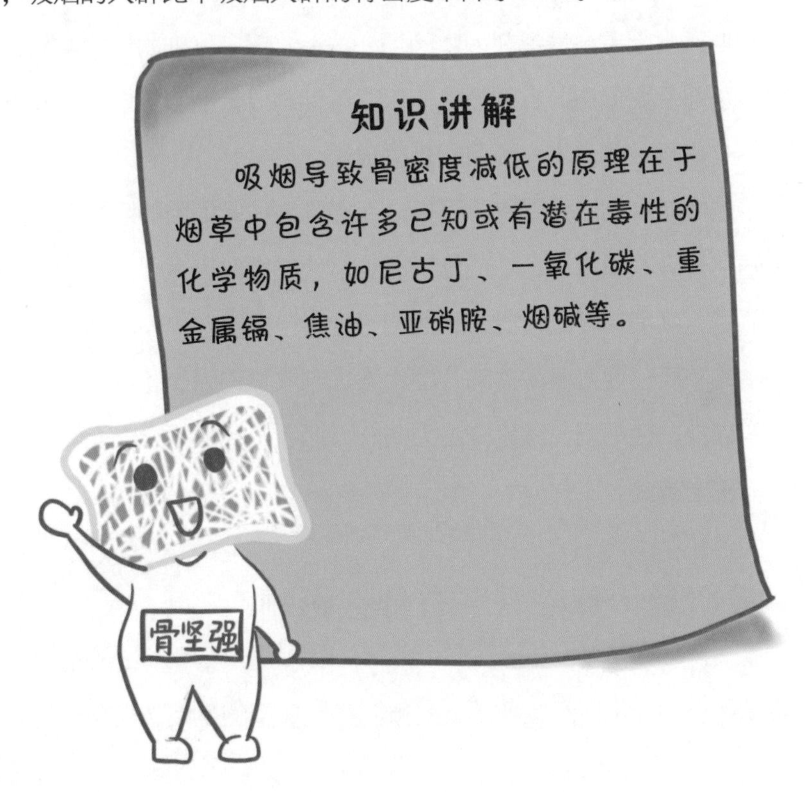

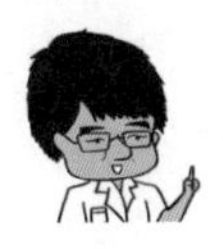

吸烟成就“骨松君”的机制是什么？

烟所含的尼古丁及一氧化碳拖缓了骨骼的再生进度，可影响钙的吸收。尼古丁可使血管壁通透性改变，致使血管内外物质的交换障碍，包括蛋白质、钙等营养物质，不能有效吸收。同时尼古丁能使血管收缩，使流到新生骨骼的血量减少。仅仅是钙摄入不足、吸收不良就会让一部分骨钙释放入血以维持正常的血钙水平，从而使骨密度降低，甚至引发骨质疏松。

吸烟时吸入的一氧化碳，亦同时减少进入身体的氧气比率，会减少肌肉和关节组织中的血液供给，增加血栓形成的威胁，进一步减少肌肉和关节组织中的营养物质的吸收和转运，从而导致骨骼肌肉组织的广泛损伤。医学研究发现，肌力的降低，骨量增加同时将受到限制。

长期吸烟可引起重金属镉在人体的慢性蓄积。镉在体内的慢性蓄积，可加速骨丢失，引起骨骼损伤。镉的毒性作用，可抑制成骨细胞的增殖，并能抑制成骨细胞的分化及矿化，进一步引起骨质疏松。

烟草中的烟碱抑制成骨细胞，直接或间接刺激破骨细胞的活性等，使其溶骨作用增强，骨吸收量增加，造成骨量减少，使成骨作用减弱。也就是说，让骨产量变低了，又消耗骨的存货，必然使“骨仓”空虚。

烟草中的物质还促进雌激素的分解代谢。雌激素的减少还可能导致骨质疏松，雌激素减少，使钙调节激素分泌失调。吸烟会干扰雌激素，而雌激素正是骨骼发展的重要激素。

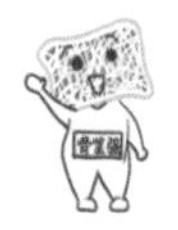

吸烟对“骨松君”有什么影响?

烟草销售当中，男性是主要消费对象。男性典型的生活、交流方式之一是吸烟。

受经济利益、市场份额等影响，烟草广告瞄准了女士，刻意把吸烟塑造为优雅、性感的行为。如今各种公共场所可以见到女性吸烟者也增多起来。曾有医学美容统计，吸烟女性的皮肤比不吸烟女性要显得衰老、皱纹多，长期吸烟还会让脸带灰色。吸烟成为年轻男女骨质疏松的重要诱发因素之一。

据统计，受吸烟影响最大的是腰椎及髋骨。“骨气硬不起来”，身长缩短、驼背，无论如何是不可能拥有挺拔的优美体态的。女性由青春期踏入更年期，每日持续吸烟一包，其骨骼比非吸烟者相对减少。而一旦进入更年期后，吸烟者的骨质流失率更快。所以，女烟民尽早戒烟，以免提早衰老、步入更年期，同时也能降低患骨质疏松症的风险。女性吸烟者停经后更容易患骨折及关节病。随着老龄化社会进程的加快和人口寿命的延长，这一现象还将逐步增加。

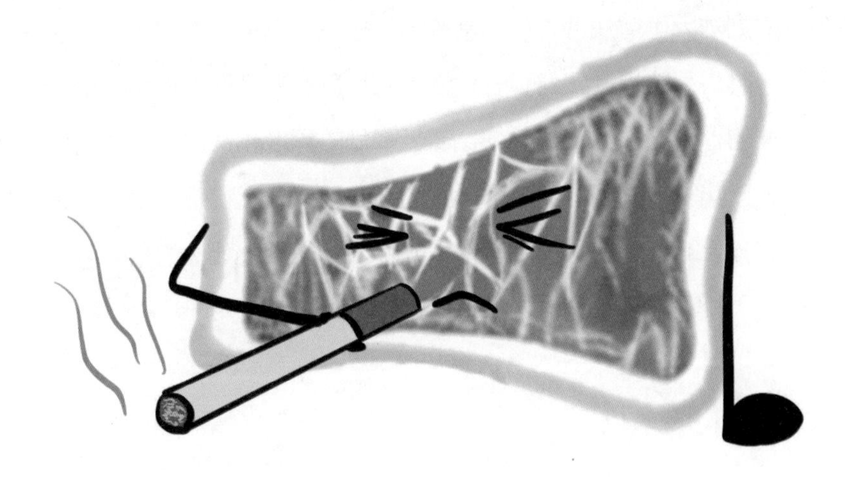

三、喝咖啡与“骨坚强”

喝咖啡如今是一种时尚，越来越受到大众的青睐和追捧。不少人选择喝咖啡的原因除了能提神，还有能通过咖啡利尿的作用来减肥等。

日常生活中常见的饮品如可乐、茶，食物或药品当中，均含有一定量的咖啡因。咖啡因是一种弱的利尿剂，会促进钠及水分从肾脏中排出，因此喝咖啡的人多见上厕所的次数增多。而在医学研究当中，咖啡因还一直被公认为是引起及加重骨质疏松症的危险因子之一。咖啡因易与人体内的游离钙结合，增加尿中钙质从小便排出体外，以及促进小肠中钙质的分泌，随着游离钙的减少，必然引起结合钙的分解，导致骨质疏松症。

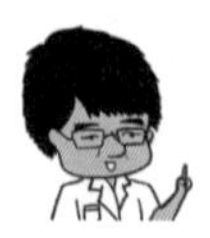

咖啡因的摄取量和“骨松君”的关系

医学相关数据显示，咖啡因的摄取和骨质流失及骨折是不相关的。也就是说，年轻人喝不喝咖啡或茶等含咖啡因的食物，是不会影响到骨质密度或骨折的发生率。但是相关研究人员又发现，经常饮用咖啡可增加骨质疏松的发生，其中所含的咖啡因可增加钙、镁、钠等的排出量，而排出量与个体及摄入量有关。不论年龄、肥胖程度如何，长期饮用两杯以上咖啡而不饮用牛奶的人，其髋骨、脊柱的骨密度都会明显降低，而且降低的程度和饮用咖啡量的多少成正比。由于临床实验并不能得到一个一致的结果，来确定咖啡因是否会造成骨质疏松，增加骨折的概率。所以目前是将咖啡因列在骨质疏松的危险因子之一，而非引起骨质疏松的原因。

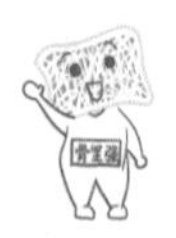

咖啡怎么喝?

究竟一天喝多少杯咖啡才不会导致骨质疏松症呢？曾有一个数据统计了平均年龄在50~84岁的3170名女性的试验，每日饮用一杯咖啡或两杯茶，其臀部骨折的危险性增加69%。另外，半数以上的流行病学数据均表明，手臂的骨密度与咖啡因的摄取量的多少是有关系的。因此，最好尽量减少咖啡因的摄取，若想要喝咖啡的话，一天最好不要超过两杯。对叠加了其他危险因素，如抽烟、饮酒等都不误的人群来说，骨密度则明显大打折扣，应尽量减少摄取咖啡因的同时，相应多补充钙质等，在生活和膳食方面作出调整。

四、饮酒与“骨坚强”

饮酒伤肝是很多人都知道的常识，但知道喝酒伤骨头的人就不多了。美国曾有一项调查发现，长期酗酒是引起男性骨质疏松的一大原因。

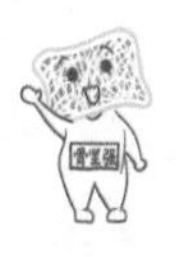

饮酒成就“骨松君”是什么机制?

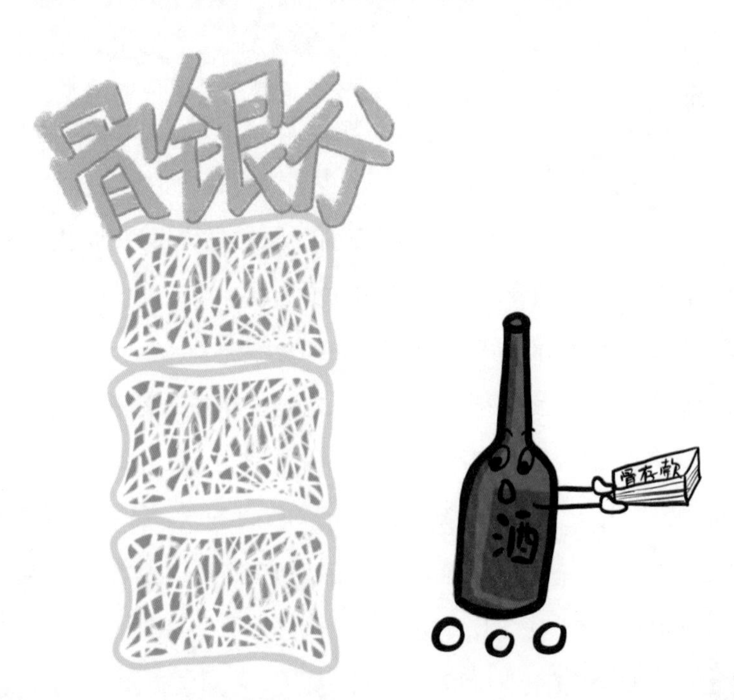

正常的骨骼形成需要充分的营养。医学研究发现，打乱骨矿盐代谢的动态平衡是酒精导致骨骼疾病的常见机制。长期酗酒、慢性饮酒等，会抑制成骨细胞，破坏的骨质大于形成的骨质，骨质开始流失，骨头就会过早地陷入“入不敷出”的境地而出现骨质疏松的情况。酒精对于骨骼新陈代谢的影响通过对骨骼的毒性作用直接介导或者间接影响营养和激素分泌。饮酒者所致轻微的低钙血症、血磷酸盐过少、低镁血症频繁发生与进食不好、吸收不良和肾脏排泄增加有关。长期饮酒会造成机体营养不良，致使维生素、微量元素等摄入量不足，导致骨量的进一步丢失，这也是诱发和加重骨质疏松的重要原因。此外，过度饮酒使神经肌肉协调性变差，容易跌倒产生意外，并使其骨折。

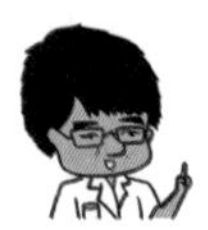

饮酒量与“骨松君”有何关系?

国内一些学者认为,男性饮酒每日10~40克，女性饮酒每日10~30克，每周5~6日为适量。酒精的换算方法可根据公式：

酒精（克）= 含酒精饮料100毫升 × 0.8（酒精比重）× 酒精含量（%）

目前医学并没有明确规定酒精量的多少为过度饮酒。而多少酒精量对骨骼有益？何种饮酒方式能减少骨折风险等这都是医学尚待研究的问题。但是，过度饮酒已经被广泛认同为导致骨质疏松的诱因。

所以，要预防此类骨质疏松，最好的办法就是控制饮酒，并且需要关注自己的骨骼健康状况。即使必须喝酒，也一定要控制量。爱喝酒的人，最好在30~40岁做一次骨密度检测，了解自己骨骼的健康状况，如果出现问题要咨询医生及时采取相关措施。此外，应培养均衡的饮食习惯，补充足够的钙质。平时可选择含钙高的食品，如乳制品、豆制品、芝麻酱、海米等。注意多补充富含维生素D及微量元素的食物，包括蛋黄、动物肝脏、绿叶蔬菜等。还要注意多做户外运动，多晒太阳，让钙更好地吸收。

五、喝汽水与“骨坚强”

汽水除了众所周知的热量高，容易导致肥胖外，目前医学已经证实，汽水中的磷酸盐会干扰骨质的形成。年轻人爱喝汽水，将来患上骨质疏松的概率是非常高的。

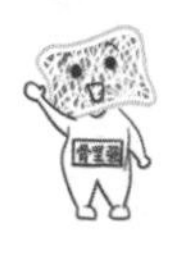

骨质疏松在年轻人群中也会出现吗？

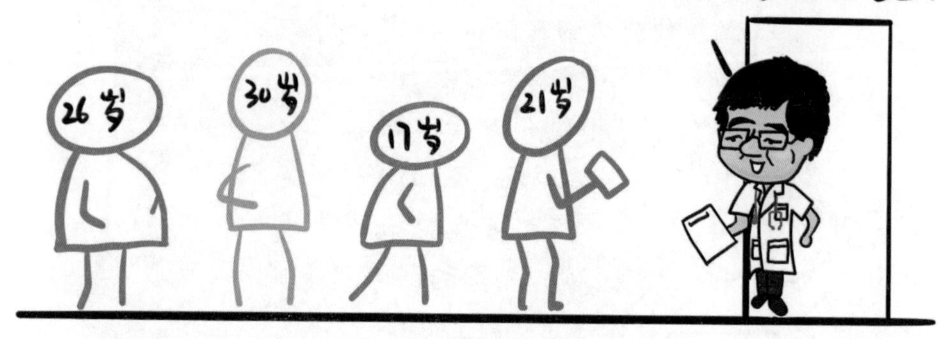

从近几年门诊住院的情况来看，骨质疏松的人群越来越年轻化，并且有一个共同点就是骨质疏松的人群里均有爱喝汽水的习惯。目前，越来越多的孩子喜欢喝汽水，尤其是可乐。聚餐桌上少不了汽水、酒等饮用品。一方面是电视、公共社区广告等媒体大力推广，另一方面是其独特的口感，深深吸引着年轻人。而这些正潜移默化地改变青少年的饮食结构。尽管如此，医学仍建议，处于成长期的青少年少喝碳酸饮料。另外，过量饮用汽水等饮料，相对而言，牛奶的摄取量就会不足，导致身体缺乏钙质。在这种钙缺乏的内环境里，即使大量进食高蛋白类食物，仍然可能引发骨量减少，骨组织破坏，导致骨脆性增加，因而骨折。除此之外，喝太多汽水等碳酸饮料对肠胃非但没有好处，而且还会影响消化功能。因为饮料中的二氧化碳在抑制饮料中细菌的同时，对人体内的有益菌也会产生抑制作用，致使消化系统受到破坏。特别是年轻人，如果喝得太多，释放出的二氧化碳很容易引起腹胀，影响食欲，甚至造成肠胃功能紊乱，阻碍钙质的吸收。

知识讲解

汽水等碳酸饮料的成分大部分都含有磷酸，这种磷酸进入人体，会影响钙质的异常流失，从而导致骨钙的丢失。当一种元素摄入过多，势必会干扰另一种元素的效应。当碳酸饮料中的大量磷酸进入人体后，会使体内磷元素含量迅速增多，导致血液中钙元素相对缺乏，为了保持血液中钙、磷元素的平衡关系，骨骼、牙齿中的钙便会溶解到血液，骨骼的钙质便会流失，致使骨质疏松。

骨坚强

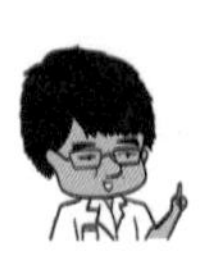

汽水对青年和成年人骨骼有何影响?

国外相关数据表统计，青少年经常饮用碳酸汽水而发生骨折的概率是同龄人的3倍。其中明确指出，经常饮用可乐的青少年比同龄人发生骨折危险的概率高5倍。当然，对于健康的成年人而言，适量饮用汽水不会直接引发骨骼健康问题，也不会直接导致骨质疏松。因为，成年人适宜的磷摄入量是每日720毫克。这相当于21罐330毫升汽水中磷的总量。对于身体健康的成年人，在钙摄取、补充的前提下，适量喝汽水不会造成骨骼问题，也不会导致骨质疏松。只有在极端情况下大量、长期饮用含磷的饮料才会真正对人体产生危害，导致钙质流失。

第三章

The third chapter

骨质疏松饮食常识问题

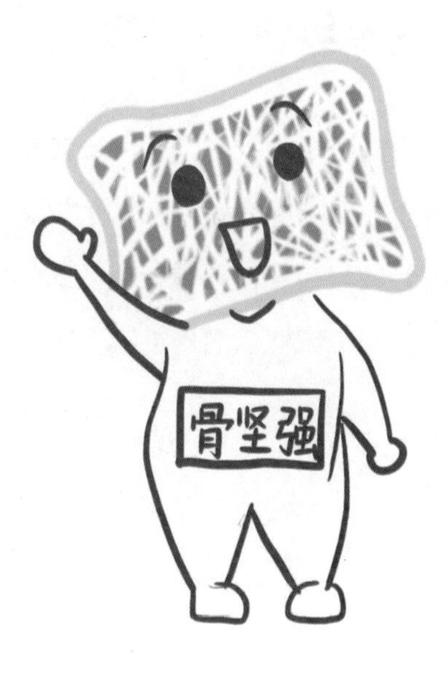

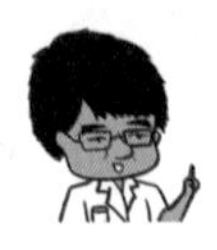

给儿童补钙能促进身高吗?

关于补钙与儿童身高的关系，有学者专门进行研究，研究结果是补钙可增加骨矿物质的含量，但儿童身高无显著增长。百姓误以为，补钙后骨缝就长结实了，影响孩子长个。骨骺线闭合只与一个因素有关，那就是生长激素，与补不补钙没关系。儿童身高是“遗传-环境”共同作用的结果，遗传决定身高的可能性，而环境决定身高的现实性。钙可以维持骨骼的矿化和生长，也是影响儿童生长发育的众多因素之一，它没有单独决定身高的魔力。

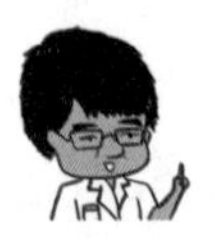

补钙能预防儿童佝偻病吗?

补钙过多可使婴儿囟门过早闭合，头颅不能随着脑的发育而充分增大，一方面形成畸形，另一方面可限制脑部发育。疑有佝偻病的儿童应在专科医生指导下合理补钙，不能过度补。

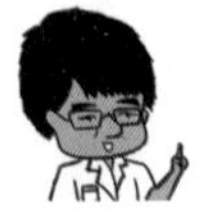

儿童有了缺钙的症状再来补，还来得及吗?

钙不仅对儿童骨骼发育影响重大，对大脑皮层各种神经元、胶质、纤维细胞增殖发育也有影响。所以，补钙需从孕前开始。如果孕妇缺钙，可使胎儿脑细胞分裂减慢，胶质细胞数目减少，严重者神经元数目也会少，智能发育迟缓。而当骨密度降低时，出现临床症状时再补钙，对儿童的生长发育造成的影响已很难纠正。

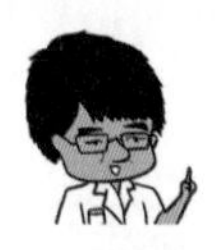

补钙能预防中老年人骨质疏松症吗?

在我们的骨骼内，除钙以外，还包括磷、锌、铁、锰、骨胶原蛋白、氨基酸等不可或缺的营养物质，它们各自在骨骼内起着不可替代的重要作用。骨质疏松是由人体内的多种因素造成的，缺钙只是其中之一，所以单纯补钙并非骨骼保健的唯一因素。在骨质疏松的发病机制中，非机械因素（激素、钙、维生素D等）并非最主要的，而神经肌肉的作用等机械因素起主要作用。负重和运动锻炼对防治骨质疏松症有重要作用。对于继发性骨质疏松，治疗原发性疾病才是关键。

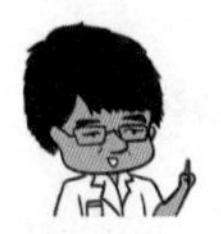

哪些人不适合补钙?

有些患者如原发性甲状旁腺亢进症、多发性骨髓瘤、骨转移瘤（如急性淋巴细胞性白血病、卵巢透明细胞瘤、恶性纤维组织细胞瘤等骨转移者）、维生素D中毒、结节病等，易患高钙血症，这些患者若补钙，极易发生高钙危象。

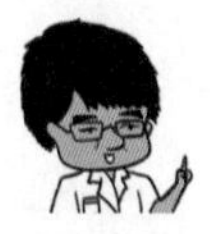

补钙容易导致结石吗? 怎么办?

过度补钙，会加重肾脏负担，可能导致各种结石病的发生。那么办呢?首先，时间上，一般在饭后30分钟至1小时，睡前4~5小时补钙。其次，多喝水，水能稀释尿液，并防止高浓度盐类及矿物质聚积成结石，还能在一定程度上起到排石的效果。患者要多喝水，最好是喝白开水，有的饮料含有容易形成结石的草酸钙，会增加患结石病的概率。再次，要经常运动，帮助钙质流向它所属的骨头，从而利于预防结石。最后，要定期检查，及早发现，及时采取措施。

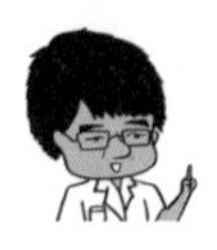

补钙容易便秘吗？怎么办？

补钙可能会引起便秘，但是要看是补充什么样的钙剂。如有机钙，能够在胃肠道充分溶解，不会产生腹胀、便秘、腹泻等副作用；碳酸钙一类的钙剂，就有可能引起便秘。可以通过以下方式缓解：一是平时多喝水，调整饮食结构，多吃一些粗纤维的食物，以刺激肠道蠕动；二是养成定时排便的习惯；三是加强运动锻炼；四是按摩腹部，用手掌在腹部顺时针按摩，100次左右。

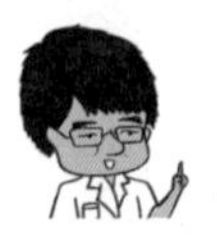

蛋白质摄入是不是越多越好？

高蛋白饮食是骨质疏松的危险因素。高蛋白质摄入导致高钙尿，持续的高钙尿会引发负钙平衡，而且在高蛋白质摄入时，增加钙摄入往往不能有效地纠正负钙平衡。动物蛋白质诱导高钙尿的能力大于植物蛋白质。动物蛋白质的来源不同，诱导高尿钙的能力也不同，乳清蛋白＞鸡蛋蛋白＞酪蛋白＞明胶。

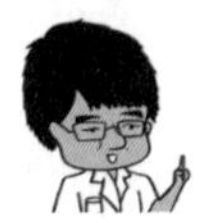

豆浆、骨头汤补钙效果好吗？

骨头里面的钙不会轻易溶出来。豆浆是大豆加20倍水后磨制而成，其中的钙含量只有大豆的1/20，要增加钙摄入，豆浆和骨头汤的补钙效果都一般。首先，最直接简单的就是多吃含钙食物，比如奶类和豆制品。其次，也可以吃一些钙强化食物，比含钙面条。最后，也可以补充一些钙剂。

第四章

The fourth chapter

“骨坚强”餐单

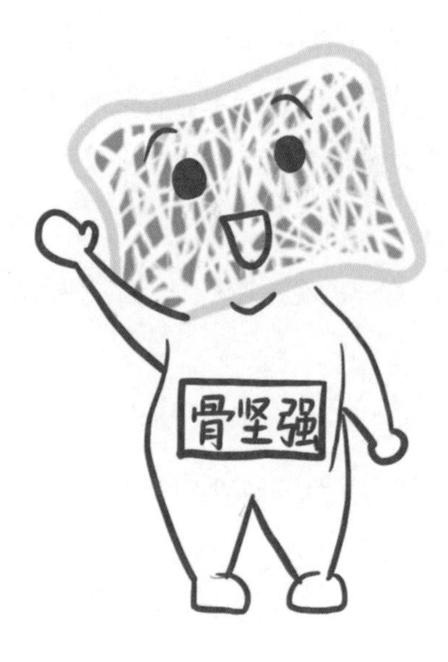

一、老年人的“骨坚强”餐单

1. 虾皮蒸蛋

材料：虾皮5克，鸡蛋1枚。

做法：鸡蛋打花，加入虾皮搅拌，蒸5分钟。

2. 黄豆猪骨汤

材料：鲜猪骨250克，黄豆100克。

做法：黄豆提前用水泡6~8小时；将鲜猪骨洗净，切断，置水中烧开，去除血污；然后将猪骨放入砂锅内，加生姜20克、黄酒200克、水1000毫升、食盐适量，经煮沸后，用文火煮至骨烂，放入黄豆继续煮至烂，即可食用。每日1次，每次200毫升，每周7剂。

功效：鲜猪骨含天然钙质、骨胶原等，对骨骼生长有补充作用。黄豆含黄酮苷、钙、铁、磷等，可促进骨骼生长、补充骨中所需的营养。

3. 芝麻核桃粉

材料：黑芝麻300克，核桃仁250克，白砂糖100克，虾皮50克。

做法：将黑芝麻去杂质，洗去灰尘，晾干，入锅中炒熟，碾为细末；核桃仁炒熟，研成细末；虾皮晒干，研为细末。将芝麻粉、核桃仁粉、虾皮粉、白砂糖放在一起，拌匀，装入瓶中备用。每次取25克，用温水冲服。

4. 核桃补肾粥

材料：核桃仁30克，莲子15克，山药15克，巴戟天10克，锁阳6克，黑眉豆18克，粳米30克。

做法：将上述材料洗净，黑眉豆可先行泡软，莲子去芯，核桃仁捣碎，巴戟天与锁阳用纱布包裹，同入锅中，加水煮至米烂粥成，捞出巴戟天、锁阳药包，调味咸甜不拘，酌量食用。

功效：补肾壮阳，健脾益气。适用于脾肾两虚的骨质疏松症。

5. 姜附羊肉煲

材料：熟附子6克，干姜少许，羊肉250克。

做法：将羊肉洗净，切块，红烧至半熟后，加入附子、干姜煨烂，调味后食用。

功效：温肾壮阳，益气补虚。适用于肾阳虚的骨质疏松症。

6. 乌豆猪骨汤

材料：乌豆20~30克，猪骨200~300克(或猪排骨150~200克)。

做法：将乌豆洗净，泡软，与猪骨同置深锅，加水煮沸后，改文火慢熬至豆烂熟，调味后饮用。

功效：补肾活血。适用于老年骨质疏松症。

7. 淮杞甲鱼汤

材料：山药10~15克，枸杞子5~10克，骨碎补10~15克，甲鱼1只(约500克)。

做法：将甲鱼放入热水中宰杀，剖开洗净，去肠脏，与各材料一起炖熟，加入姜、盐、酒少许调味。

功效：滋阴补肾，益气健脾。适用于阴虚偏盛的骨质疏松症。

二、素食者的“骨坚强”餐单

1. 八宝粥

材料：黑豆、花生仁、薏苡仁、核桃仁、百合、桂圆、小米、黑米各一小把。

做法：将黑米、黑豆、花生米、薏苡仁用清水浸泡3~4小时，将泡好的材料清洗干净倒入电饭煲，加入足够多的水，按下煮饭键，盖上盖子煮。熬30~40分钟，煮至黏稠并冒着小泡泡即可，或者捞起来看到黑米、薏仁都开花即可。

2. 虾米蒸水蛋

材料：虾米10克，鸡蛋3枚。

做法：虾米洗干净，用水泡发。鸡蛋打散，加适量的盐，加水量约为蛋液的2倍，加上虾米。电饭煲放适量的水，把蛋碗放下，盖上盖烧至水大开，拔起饭煲开关，保温10~15分钟，最后撒上葱花，淋上一勺酱油。

3. 鱼头豆腐汤

材料：鱼头1个，豆腐2块，小葱、姜少许。

做法：姜切丝，豆腐切小块，小葱切葱花备用。炒锅添油烧热，下几根姜丝稍煸炒一下，放入鱼头、鱼尾稍煎2~3分钟，至表面略微焦黄，加入一大碗水，将豆腐块放入，大火烧开汤水，大火熬煮10~15分钟，看汤色变成雪白了，加入少许盐、几滴生抽，转中火煮5分钟左右，加入少许白胡椒粉，关火出锅，喝时撒上小葱花。

三、骨质疏松常见体质人群的防治骨质疏松药膳

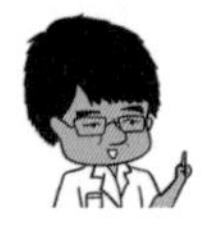

气虚质人群防治骨质疏松药膳

1. 煲汤

名称：五指毛桃煲鸡。

材料：五指毛桃100克，鸡半只。

做法：五指毛桃洗净浸泡备用，鸡去毛去内脏，切块备用，五指毛桃连浸泡液放入汤锅，加鸡同煮，先大火煮沸，后小火慢炖，加生姜片去腥，煮熟加盐调味。

功效：补气强骨。

贴士：五指毛桃又名五爪龙，广东道地药材，煲汤味道类似椰子的香气，

有补气作用。补气除了用五指毛桃，还可改用黄芪或党参。

2. 滚汤

名称：杂菇鱼滑汤。

材料：杂菇150克，鱼滑300克。

做法：杂菇洗净，鱼滑用勺子分成小团，汤锅加水煮沸，放入杂菇与鱼滑，配生姜片或胡椒粉去腥，煮熟加盐调味。

功效：补钙强骨。

贴士：鱼滑为鲮鱼肉含细软鱼骨搅碎而成，其含钙量高，经常食用有利于补钙。

3. 荤菜

名称：土豆焖排骨。

材料：土豆250克，排骨250克。

做法：土豆洗净去皮切块，排骨洗净切段，排骨加酱油、陈醋、蒜腌制，热锅加油，放入排骨翻炒片刻，加适量水和土豆，烧开后加盖小火焖煮，加盐调味。

功效：补气强骨。

贴士：加陈醋腌制排骨，可借助醋酸溶解排骨中的钙质，有利于钙质吸收。

4. 素菜

名称：山药炒玉米粒松子仁。

材料：鲜山药250克，玉米1根，松子仁100克。

做法：玉米洗净取出玉米粒，鲜山药洗净去皮切小块，松子仁去壳煸熟备用，热锅加油，放山药玉米粒同炒，炒熟加盐调味，伴入松子仁炒匀即可。

功效：益气补肾润肠。

贴士：准备鲜山药时建议戴薄膜手套，防止皮肤过敏。

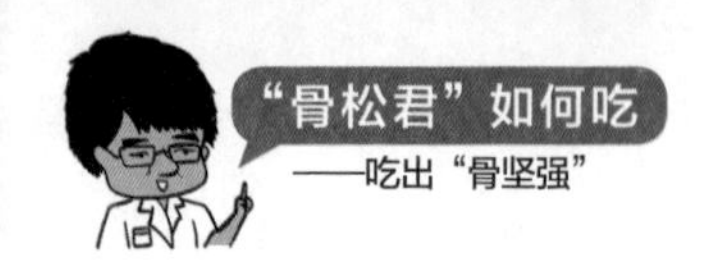

5. 粥类

名称：白扁豆小米粥。

材料：白扁豆150克，小米50克。

做法：白扁豆提前浸泡，材料均洗净，加入电压力锅，调至煮粥，煮熟后视个人喜好，加糖或加盐，食用。

功效：益气健脾强骨。

贴士：白扁豆务必煮熟透，白扁豆生食有毒，煮熟则安全。

6. 点心

名称：大红枣夹核桃。

材料：大红枣适量，核桃适量。

做法：大红枣去核，核桃去壳，红枣内夹核桃肉，烘干保存，当零食用。

功效：益气补肾强骨。

贴士：购买市售成品亦可。

7. 药茶

名称：益气养骨茶。

材料：绞股蓝、刺五加、五指毛桃等。

做法：适量药材加水，煎煮，去渣，取汤水，代茶饮。或将药材加工研碎，足量制备茶包，加开水煮沸，茶包继续冲泡，代茶饮。

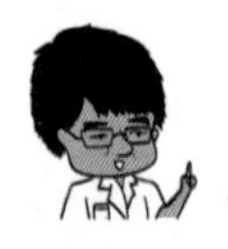

阳虚质人群防治骨质疏松药膳

1. 煲汤

名称：肉苁蓉巴戟天羊肉汤。

材料：肉苁蓉30克，巴戟天30克，羊肉500克。

做法：羊肉洗净切块焯水备用，肉苁蓉、巴戟天洗净，三者放入汤锅加水，加生姜片去腥，先大火煮开，后调小火炖煮至羊肉变软，加盐调味。

功效：温阳补肾强骨。

贴士：适用于骨质疏松症属于阳虚者。

2. 滚汤

名称：仙灵脾羊腰汤。

材料：仙灵脾30克，羊腰1只。

做法：羊腰洗净去筋膜髓质，切片加盐、姜、葱、料酒腌制，汤锅加水煮沸，加入仙灵脾、羊腰同煮，加生姜片去腥，煮熟加盐调味。

功效：温阳强腰健骨。

贴士：仙灵脾又名淫羊藿、羊藿叶。

3. 荤菜

名称：板栗补骨脂炖牛肉。

材料：板栗100克，补骨脂10克，牛肉300克。

做法：板栗去壳备用，牛肉洗净切块，热锅入油，加牛肉与生姜片煸炒，然后加水适量，加入板栗、补骨脂同煮，加少许酱油、盐调味，炖至牛肉烂熟。

功效：温阳补肾健骨。

贴士：板栗以当季为宜。

4. 素菜

名称：韭菜花炒豆干。

材料：韭菜花300克，豆干300克。

做法：韭菜花洗净切段，豆干洗净切条，热锅加油，韭菜花与豆干同炒，炒熟后加适量酱油、盐调味。

功效：温阳补钙强骨。

贴士：韭菜花以当季为宜。改用蒜薹亦可。

5. 粥类

名称：核桃黑豆粥。

材料：核桃50克，黑豆100克，大米50克。

做法：黑豆洗净提前浸泡，核桃去壳洗净，大米洗净，三者放入电压力锅，加水调至煮粥模式，煮熟后加糖调味。

功效：补肾强骨。

贴士：豆类用电压力锅较容易煮软，有利于消化吸收。糖尿病患者建议改用盐调味。

6. 点心

名称：鹿茸片炖蛋。

材料：鹿茸片2克，鸡蛋1枚。

做法：鹿茸片提前用150毫升水浸泡，鸡蛋去壳打匀，混入鹿茸片浸泡液，加盐少许，搅拌均匀，加生姜片去腥，小火隔水炖熟。

功效：温肾壮阳强骨。

贴士：鹿茸具有雌激素样作用，对于绝经后雌激素缺乏所致骨质疏松有防治作用。

7. 药茶

名称：温阳养骨茶。

材料：淫羊藿、菟丝子、补骨脂等。

做法：适量药材加水，煎煮，去渣，取汤水，代茶饮。或将药材加工研碎，足量制备茶包，加开水煮沸，茶包继续冲泡，代茶饮。

功效：温阳补肾，强腰壮骨。

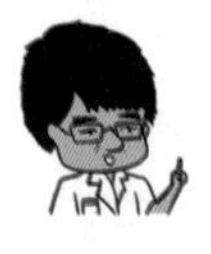

阴虚质人群防治骨质疏松药膳

1. 煲汤

名称：山药熟地甲鱼汤。

材料：山药60克，熟地黄10克，甲鱼1只（约500克）。

做法：甲鱼入热水中，宰杀剖开洗净，去内脏，与山药、熟地黄一起煮熟，加生姜片、料酒少许去腥，最后加盐调味。

功效：滋阴补肾强骨。

贴士：适用于骨质疏松症属于阴虚者。

2. 滚汤

名称：枸杞蛋花虾皮汤。

材料：枸杞叶10克，鸡蛋2枚，虾皮100克。

做法：枸杞叶洗净，虾皮洗净，鸡蛋去壳搅匀，汤锅加水煮沸，先放虾皮、枸杞叶煮熟，后加鸡蛋花即熟，加盐调味。

功效：养阴补钙强骨。

贴士：高脂血症者，鸡蛋适当减量。

3. 荤菜

名称：山萸肉炒猪腰。

材料：山萸肉30克，猪腰300克。

做法：山萸肉洗净浸泡，猪腰洗净去筋膜髓质，切片，加姜、葱、盐、料酒腌制，热锅加油，山萸肉与猪腰入锅同炒，炒熟配少许酱油调味。

功效：补肾强骨。

贴士：猪腰是维生素D的食物来源之一，补充维生素D有利于钙质吸收。

4. 素菜

名称：百合西芹炒腰果。

材料：鲜百合100克，西芹200克，腰果100克。

做法：鲜百合掰开洗净备用，西芹洗净切段备用，腰果加盐焗熟备用，热锅加油，先炒西芹，再加百合，炒熟后加盐调味，最后加腰果拌匀。

功效：养阴补肾。

贴士：若选用干百合则需要提前浸泡，口感及味道以鲜百合为佳。

5. 粥类

名称：桑葚花腰豆粥。

材料：桑葚30克，花腰豆100克，大米50克。

做法：花腰豆提前浸泡，桑葚洗净捣碎，大米洗净，三者放入电压力锅，加水，调至煮粥模式，加适量糖调味。

功效：养阴补肾强骨。

贴士：豆类用电压力锅较容易煮软，有利于消化吸收。糖尿病患者建议改用盐调味。

6. 点心

名称：银耳牛奶羹。

材料：干银耳50克，牛奶适量。

做法：银耳洗净泡发，分成小片，水煮银耳至熟软，加适量牛奶小火炖煮成羹。

功效：滋阴补钙强骨。

贴士：银耳选用技巧，发黑者变质，过白者疑熏硫磺，切勿选用。

7. 药茶

名称：滋阴养骨茶。

材料：枸杞子、墨旱莲、女贞子等。

做法：适量药材加水，煎煮，去渣，取汤水，代茶饮。或将药材加工研碎，定量制备茶包，加开水煮沸，茶包继续冲泡，代茶饮。

功效：补肝肾阴，强腰壮骨。

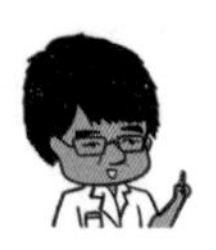

血瘀质人群防治骨质疏松药膳

1. 煲汤

名称：当归羊排汤。

材料：当归30克，生姜10克，羊排500克。

做法：把全部材料放入锅内，加适量水，大火烧开，改小火炖煮至羊肉熟软，食肉饮汤。

功效：活血温经强骨。

贴士：适用于骨质疏松症属于血虚、血瘀、寒凝者。

2. 滚汤

名称：红花肉片汤。

材料：红花5克，肉片150克。

做法：材料洗净，汤锅加水煮沸，放入红花、肉片、生姜片，煮熟加盐调味。

功效：活血益气。

贴士：红花汤色为黄色，若为红色则非正品红花。

3. 荤菜

名称：三七胡萝卜焖排骨。

材料：三七5克，胡萝卜200克，排骨300克。

做法：三七片切碎浸泡，胡萝卜洗净去皮切块，排骨洗净切段，热锅入油，翻炒排骨片刻，加入胡萝卜、三七连同浸泡液，大火烧开后小火焖煮，加盐调味。

功效：活血补气强骨。

贴士：三七亦可直接选用三七粉3克，则无需提前浸泡。

4. 素菜

名称：木耳西芹炒豆干。

材料：干木耳10克，西芹300克，豆干300克。

做法：干木耳泡发洗净切小片，西芹洗净去丝切段，豆干洗净切条备用，热锅入油，放入材料同炒，炒熟加盐、酱油调味。

功效：活血补钙强骨。

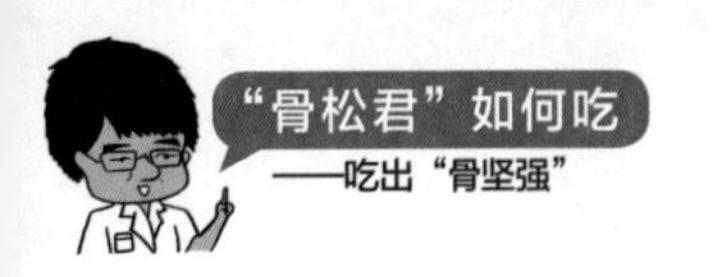

贴士：木耳、西芹有活血降脂、通血管的作用，尤其适用于高血压、高血脂者。

5. 粥类

名称：山楂红豆粥。

材料：干山楂5克，红豆150克，大米50克。

做法：红豆洗净浸泡，干山楂洗净，大米洗净，放入电压力锅，加适量水，调至煮粥模式，煮熟加糖调味。

功效：活血补益强骨。

贴士：糖尿病患者改为加盐调味。

6. 点心

名称：桃仁糊。

材料：桃仁、大米适量。

做法：桃仁、大米炒熟磨粉备用，食用时加糖、加水，调服。

功效：活血补钙强骨。

贴士：直接购买市售成品亦可。

7. 药茶

名称：活血养骨茶。

材料：红花、三七、骨碎补等。

做法：适量药材加水，煎煮，去渣，取汤水，代茶饮。或将药材加工研碎，定量制备茶包，加开水煮沸，茶包继续冲泡，代茶饮。

功效：活血化瘀，强腰壮骨。